MUJERES DE 50

*Pequeño manual ilustrado
de supervivencia*

Diseño de tapa: María L. de Chimondeguy / Isabel Rodrigué

Ilustraciones de interior: HILDA V. LEVY

DANIELA DI SEGNI - HILDA V. LEVY

MUJERES DE 50

Pequeño manual ilustrado
de supervivencia

EDITORIAL SUDAMERICANA
BUENOS AIRES

RA EDICION
bre de 1999
DECIMOSEGUNDA EDICION
Mayo de 2001

IMPRESO EN LA ARGENTINA

Queda hecho el depósito
que previene la ley 11.723.
© *1999, Editorial Sudamericana S. A.®*
Humberto I° 531, Buenos Aires.

ISBN 950-07-1673-9

www.edsudamericana.com.ar

A nuestras coetáneas, las mujeres que nacieron alrededor del tan mentado verano del 42, sobrevivientes de una suma de cambios, exigencias y expectativas pocas veces vistos en la historia de la mujer.

A los hombres de nuestra generación, víctimas azoradas e inevitables de todos nuestros cambios, ajustes y contradicciones.

Agradecimientos

A todas nuestras parientas, amigas, conocidas, pacientes, compañeras de talleres y de trabajo que, a sabiendas o no, fueron fuente de inspiración, objeto de estudio, punto de apoyo y motivo de consuelo.

A nuestras madres, que en algún lugarcito nos colocaron la capacidad para buscar otros caminos cuando sus parámetros dejaron de estar vigentes.

PRÓLOGO A CUATRO MANOS

Como siempre me preparo para lo que debería sucederme
nunca estoy preparado para lo que me sucede.
ANTONIO PORCHIA

Estimada coetánea:

Es triste, pero ni siquiera sabemos cómo llamarte. Para los gimnasios pertenecés al grupo de la tercera edad; si te anotás en competencias deportivas sos veterana; los médicos amables te llaman añosa, los otros geronte; para un marido tipo sos el equivalente de dos de veinticinco, para un tipo inteligente sos una mina madura de primera; para tus hijos sos la vieja; para tus amigas, una de las chicas.

Suponemos, con cierta lógica, que si estás leyendo este libro es porque estás cerca o ya llegaste a la década de los cincuenta. Podés, por lo tanto, elegir transitarla por tu cuenta o seguir las indicaciones de esta guía práctica que pretende evitarte unos cuantos tropezones durísimos (o al menos, acompañarte con humor en los malos ratos). Como dice la tapa, este libro es en realidad un manual de supervivencia que tiene como meta principal facilitar y hacer más llevadero tu recorrido. (Eso sí, siempre y cuando lo leas antes de la emergencia, no como el manual de la heladera al que consultás recién cuando se está derritiendo el hielo.)

Aprender, aprender

Uno de los aprendizajes de esta década es darte cuenta de que la vida, definitivamente, no tiene borrador (o es un borrador, como dice Sabato[1]). O sea, que lo que se escribe en sus páginas tiene pocas posibilidades de corrección, lo que sin duda no te ayuda a relajarte. El ensayo y el error a esta altura ya se han cobrado su precio. Y por si fuera poco, pertenecés a una generación a la que le tocó convivir con un endiosamiento absoluto de la juventud, pero a la que nadie le dijo qué hacer con la madurez y la vejez, tan poco promocionadas en estos días.

Formás parte también, casi sin excepción, de una generación de Susanitas[2] reprimidas que tuvo que adaptarse, entre muchas otras cosas, a una ilimitada multiplicidad de roles, que llegó tarde o no llegó a la mayor libertad sexual del siglo pero que tuvo que enfrentar, sin remilgos, la libertad sexual de sus hijos. Porque en algún momento el proyecto de nuestras madres cambió y llegaron, en rápida sucesión, los hippies con el amor libre y las flores, el compromiso con las ideologías sociales, la preocupación ecológica, el afán de independencia económica, la búsqueda del éxito personal y un consumismo merecedor de vergüenza que nos hace desear todo el tiempo objetos de obsolescencia inmediata. De un día para otro te sentiste presionada para intentar una carrera laboral, te hicieron sentir incómoda por ser ama de casa y "nada más" y pasaste a sentir los inevitables torrentes de culpa que provocaba abandonar a tus hijos, aun por pocas horas.

Tuviste que estar informada para sentirte al día, actua-

---

[1] "Aunque terrible es comprenderlo, la vida se hace en borrador, y no nos es dado corregir sus páginas." *Antes del fin*, Ernesto Sabato, Seix Barral, Buenos Aires, 1998.

[2] Amiga de Mafalda, personaje creado por el humorista argentino Quino, Susanita es la niña convencional que sólo espera casarse y tener una familia.

lizada para acompañar a tu marido en su carrera, resistir cenas o viajes de trabajo para que él construyera su mundo, usar toca o ruleros, maxi o minifalda según el año, estar siempre flaca y activa. También podías no hacer nada de eso pero entonces te sentías pésimo.

Tus hijos no fueron simplemente al colegio de la vuelta y a jugar a la pelota en la vereda o a las muñecas con la vecina. Fueron a la psicopedagoga y a la psicóloga, a yudo y ortodoncia, a taekwondo y teatro, a pintura y danzas, a karate y expresión corporal, jardín de infantes, preescolar, primaria y secundaria, con idiomas y actividades extracurriculares. Para estar armados, mejor que nosotras, claro, para este mundo globalizado y de plástico para el que nosotras no estábamos preparadas y para el que ellos seguramente tampoco lo estarán porque en cualquier momento todo volverá a cambiar en una dirección inesperada.

Un viaje por delante

En las páginas siguientes te ofrecemos iniciar y compartir un recorrido hacia tu propio descubrimiento, en el sentido más profundo de la palabra. En realidad, será un viaje parecido al de Colón, en una carabela destartalada (tu propia carrocería) mediante la cual esperamos que llegues sana y salva a un nuevo mundo. (Por favor, cuando oigas gritar ¡tierra! no busques la aspiradora como de costumbre.)

Se inicia entonces, con tu cumpleaños número cincuenta, un viaje que dura una década y aunque tomes este libro como brújula, es bueno que sepas que el norte no queda para todas en el mismo lugar. Como en otros viajes, sentirás los nervios previos a la partida, cierta cuota de angustia por lo que queda detrás y otra de curiosidad por lo que te aguarda más adelante. Tendrás días buenos y tranquilos y otros de apurones. Más de una vez te parecerá que se escapa un tren y otras sentirás que un DC10 te está esperando en la pista. Como en cualquier viaje, en algunos momentos te sentirás eufórica y maravillada, y en otros mareada y sin ganas de mirar el paisaje. Algunas veces no sabrás qué dirección tomar y otras tendrás clara la meta pero no sabrás cuál transporte te conviene. Como en todos los viajes, es fundamental saber claramente a dónde se quiere llegar.

Eso sí, ahora, a diferencia de otras ocasiones (cuando te casaste, cuando tuviste tus hijos, cuando te divorciaste o enviudaste), este manual irreemplazable te contará cómo son las cosas, cuáles son las reglas del juego. Si después de leerlo todavía te parece terrible estar entrando en la quinta década, te pedimos que reflexiones sobre un pequeño detalle: ¿Cómo te vas a sentir cuando salgas de ella?

Sea como fuere, que estos años se vuelvan los mejores de tu vida y te abran los portones de la próxima década o que sean un callejón pedregoso que te lleve a una pared, depende, una vez más, exclusivamente de vos.

Bienvenida a bordo, hermana.

DANIELA DI SEGNI
HILDA V. LEVY
Buenos Aires, febrero de 1999

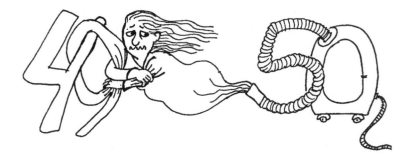

14

INSTRUCCIONES PARA EL USO DE ESTE MANUAL

1. Leé atentamente este manual antes de comenzar tu quinta década de vida. De haberla iniciado ya, salteá los párrafos que no correspondan.

2. Por tu seguridad y bienestar personales es importante que tengas una buena descarga a tierra.

3. Respetá las instrucciones de uso de todos tus mecanismos físicos y mentales, para lo cual no escatimes en pedirle ayuda a tu médico, consejo a tu psicoanalista y oreja a tus amigas.

4. Comandos y controles: es un buen momento para inutilizar los comandos relacionados con mandatos inútiles. Del mismo modo, es muy conveniente aflojar todos los controles hasta una medida suficiente como para divertirte.

5. Puesta en funcionamiento: todos tus componentes tienen usos específicos para los cuales han sido diseñados (muy especialmente el cerebro y el corazón).

6. Todas tus superficies tienen que ser tratadas con productos adecuados.

7. El suministro de energía es importante aunque el consumo sea menor que hace unos años. (Eso no significa que disminuya la potencia de salida.)

8. Fuente de alimentación: cualquiera es buena, un marido, un ex marido, un amante, tu propio esfuerzo.

9. Dentro de las posibles formas de comunicación se considera específicamente desaconsejable la conferencia tripartita. Tampoco se recomienda, por deprimente, el llamado en espera. En caso de ocupado o sin respuesta puede intentarse algún tipo de terapia.

10. Ante una crisis grave de pareja es posible que no te quede otro recurso que pulsar el interruptor.

11. Ventilación: dado que esta necesidad aumenta durante este período te aconsejamos leer el capítulo específico en detalle.

12. En caso de fallas, problemas o confusión, deberás llamar solamente a un servicio médico/psicológico autorizado. (Véase Capítulo 5).

ADVERTENCIA: No siempre el aspecto exterior del objeto en estudio coincide con el modelo original. Esto puede deberse a que algunas piezas han sido reemplazadas y/o modificadas o muestran el deterioro esperable por los años de uso.

NOTA: Toda semejanza con personas y hechos de la realidad es absolutamente intencional porque si no, este manual no sería creíble. Para ello se ha contado con colaboraciones valiosísimas que lo enriquecen y lo hacen poco típico.

INFORMACIÓN PARA LAS CONSUMIDORAS: El material contenido en este libro es de bajas calorías, absolutamente natural, orgánico y no contiene preservantes ni sabores artificiales.

CONDICIONES DE LA GARANTÍA: La lectura y aplicación correcta de este manual garantiza buenos resultados durante un período de diez años. Un uso extracuidadoso puede agregar dos o tres años de yapa.

Capítulo 1

DESCRIPCIÓN DEL OBJETO EN ESTUDIO COMÚNMENTE LLAMADO "LA CINCUENTONA"

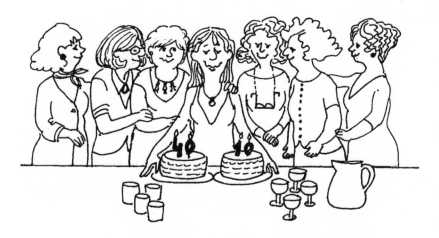

Eva no puede asumir cumplir cincuenta, dice que cumplió cuarentidiez

Siendo de vital importancia detectar con exactitud que la cincuentona pertenezca estrictamente al grupo etario en estudio, se considera fundamental someterla a una prueba que la encuadre. De este modo se cumplirá con el requisito básico de su ubicación cronológica.

TAT. TEST DE APLICACIÓN TOTAL PARA SABER SI TENÉS CINCUENTA AÑOS

La prueba que se presenta a continuación es fruto de una cuidadosa evaluación técnico/científica a partir de una muestra suficientemente numerosa y representativa de ejemplares de la especie. Aunque ésta se puede cuantificar de distintas maneras, es bueno aclarar que basta contestar sí a los primeros cinco puntos para ser considerada fehacientemente cincuentona. (Esto es lo que se denomina vulgarmente EVA-Test, Test de Evaluación Abreviada. *Sólo vos conocerás el resultado.*)

➤ Si escribiste en la escuela con pluma cucharita, papel secante y tintero involcable
➤ si tenías una cajita roja de "Borratinta"
➤ si te preguntaban "¿A quién querés más, a tu papá o a tu mamá?"
➤ si en la esquina de tu escuela había una garita de vigilante
➤ si el lechero venía a tu casa y dejaba una botella de vidrio verde con tapita redonda de cartón

➤ si no te dejaron usar medias largas hasta primer año del secundario
➤ si usaste tus primeras medias largas con un portaligas que se te incrustaba en la barriga
➤ si cuando cumpliste quince años se usaban las polleras plato y los conjuntos de banlon
➤ si escuchabas "Tarzanito" y "Los Pérez García"

➤ si te compraban la ropa en Gath y Chaves
➤ si usabas desodorante Odorono y te manchaba la ropa de gris
➤ si te tuviste que bancar el "número vivo" antes de la película
➤ si te acordás de cuando no hacía falta un curso universitario para elegir un yogur
➤ si recordás con nostalgia los días en los que un rollo de papel higiénico tenía 74 metros

➤ si te parece que deberías ir a la playa usando medias con panty para disimular la flaccidez
➤ si usás un número o dos más de calzado que hace quince años
➤ si tenés que ir a teñirte las raíces del pelo cada tres semanas
➤ si algunos días a la mañana al levantarte te parece que sufrís un ataque terminal de arrugas
➤ si te olvidás todos los nombres de parientes, amigos o conocidos pero recordás todos los detalles de sus vidas
➤ si te convenciste de que caminar de mañana es buenísimo para no admitir que te lleva diez minutos poner el esqueleto en movimiento
➤ si te parece que la cara se te está cayendo (y los pechos, la cola, la barriga)
➤ si te la pasás mirando a tus amigas a ver quién está mejor o peor que vos
➤ si usás talle 48 y te miran como si fueras extraterrestre en los negocios de ropa

➤ si le decís a cada rato a tu hija "Cuando yo tenía tu edad..."
➤ si tenés un contestador pero no sabés grabar el mensaje de salida
➤ si tenés una videocasetera pero no podés grabar tu programa preferido
➤ si te acordás con nostalgia del noble Wincofon con sólo dos botones

➢ si tenés una computadora y nunca entendés nada de lo que te explican los profesores de veinte años que hablan rapidísimo como si supieras

➢ si aprendiste a usarla y vivís aterrada por si se acaba la tinta del cartucho, por si el disquete no se grabó o por si todo lo que escribiste se perdió para siempre

➢ si te tenés que poner los anteojos para leer los titulares del diario cuando anuncian la caída de las bolsas mundiales

➢ si no te sirven los anteojos de cerca, ni los de lejos, ni los multifocales

➢ si sentís que estás entre dos fuegos, la exigencia de tus hijos y las necesidades de tus padres

➢ si sentís que no sabés cuándo te va a tocar el turno a vos

➢ si te acordás de cuando los hombres les cedían el asiento a las mujeres en el colectivo, de cuando no se congelaba comida, de los pañales que se lavaban y hervían, de las copias con papel carbónico en la Olivetti Lettera 22...

...¡sos una cincuentona compañera!

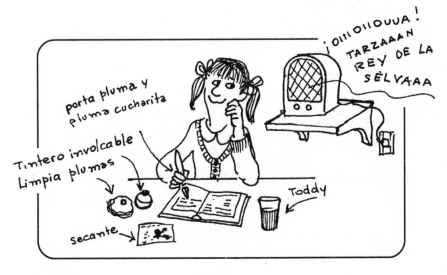

El nacimiento. Un caso clínico

Si bien el área obstétrica no es de estricto interés con relación al período cubierto por este manual, debemos aclarar que la importancia de este testimonio tan crudo y realista es un elemento basal para medir el impacto emocional que produce nacer a la cincuentena.

Un día, Clelia L. se sintió extraña. Sus amigas mayores sonreían y se codeaban. Finalmente, su mejor amiga la "avivó" y con una sonrisa mezcla de conmiseración y complicidad, le dijo: "Clelia, estás embarazada de tus cincuenta años." Esto la llevó a consultar inmediatamente con el especialista. Lo que sigue es el diálogo que se desarrolló entre ellos:

Especialista: ¿Cuál es el motivo de su consulta?

Clelia: Estoy en una situación embarazosa, voy a dar a luz mis cincuenta años.

E: ¿Cuándo fue su último cumpleaños de la cuarta década?

C: Hace once meses, veintinueve días y veintitrés horas.

E: ¿Es primeriza?

C: ¡Por supuesto! Es la primera vez que voy a cumplir cincuenta.

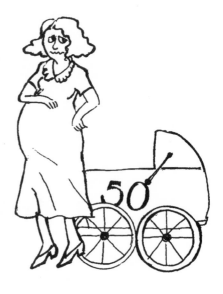

E: ¿Ha tenido antes algún aborto?

C: ¡Jamás! He tenido todos mis años. Hasta ahora jamás me saqué ninguno.

E: ¿Ha sentido malestares?

C: Últimamente, náuseas cuando me miro al espejo al levantarme o cuando tengo que ponerme la malla a principios de temporada.

E: ¿Y taquicardia?

C: Sí, cuando subo a la balanza.

E: ¿Mareos?

C: Cuando me saco las zapatillas y me subo a los tacos de diez centímetros.

E: ¿Sensación de ahogo, de opresión?

C: Sí... cuando me pongo los jeans de hace cinco kilos.

E: ¿Antojos?

C: Y sí ... a veces siento el antojo de probarme la musculosa de mi hija o la gorra de mi hijo, con la visera hacia atrás.

E: ¿Es un embarazo deseado?

C: Para qué lo voy a engañar. Es una situación inesperada, vino de sorpresa. Yo, la verdad, me cuidé, me cuidé siempre.

E: ¿Cómo se dio cuenta de su estado?

C: Ya el año pasado cuando cumplí cuarenta y nueve me lo vi venir. Pero usted sabe cómo son estas cosas, una es la última en enterarse.

E: ¿Con qué métodos se cuidó?

C: Con cremas rejuvenecedoras, liposomas, tintura, dietas, gimnasia... ya sabe, lo usual.

E: ¿Intentó ocultar esta situación?

C: Voy a serle sincera: traté de cambiar en mis documentos la fecha de mi nacimiento. También pensé en irme del país y cumplirlos afuera para que nadie se enterara de mi bochorno. Hasta pensé en la posibilidad de tenerlos y dárselos a otra para que me los críe... Pero nadie quiso adoptarlos. Todas tenían los suyos. Después me di cuenta de que evitarlos era imposible, que mis amigas no me lo iban a perdonar jamás, así que recapacité y decidí proseguir. Y, para serle franca, estoy orgullosa de mi decisión. Trataré de seguir adelante con ellos... aunque me lo echen en cara y digan que son guachos. ¡Cincuenta guachos años!

E: ¿Se está preparando de algún modo? ¿Alguna terapia de apoyo?

C: Traté de inscribirme en un curso de "cumpleaños sin dolor" pero después desistí. La mayoría de mis amigas han pasado por esto y me han asesorado. ¡Seré fuerte!

E: ¿Ya tiene preparado el ajuar?

C: ¡Bien de pendeja!

E: ¿Les va a dar pecho?

C: Le voy a dar al pecho, a la panza y a la cola: gimnasia, jogging, pesas, tai-chi...

E: (Mira el reloj) Querida, está en fecha, creo que ya comienza el trabajo de parto y pronto empezarán las contracciones.

C: Sí, ya siento las cervicales contracturadas.

E: ¡Relájese, relájese y puje porque ya llegan los cincuenta!

C: ¡Sí, sí!

E: ¡Ya asoman las arruguitas! ¡Puje! ¡Puje! ¡Ya salen la flaccidez y la celulitis! ¡Aquí están sus cincuenta años!

C: ¿Son sanitos?

E: Sí, mírelos, siéntalos.

C: (Emocionada) ¡Mis cincuentitos queridos, vengan con mamá!

Reflexiones de una cincuentona

Cuando estaba por cumplir cincuenta años, Juanita F. tuvo un bajón. Aconsejada por sus amigas mayores decidió anotarse en un taller de poesía. El poema épico siguiente es una muestra cabal de la utilidad de los talleres literarios.

A lo largo de mi vida
cultivé amigas despiertas
a quienes yo consulté
y obtuve buenas respuestas.
Y cuando sin darme cuenta
al acercárseme el día
de cumplir yo los cincuenta
las "buenas amigas" mías
urgían y aconsejaban
que festejarlos debía.
Unas y otras me acosaban,
y todas muy satisfechas
por lo que a mí me pasaba,
muy perversas preguntaban:
¿Cómo no iba a festejar
tan solemne y magna fecha?
Es así como el festejo
que ya fue imposible obviar,
de a poco se fue gestando,
y no me pregunten cuándo
ni cómo me transformé,
lo cierto es que me copé
con poderlo celebrar.
Porque...
Después de todo, hermanas
no es tan terrible afiliarse
a este club de veteranas:
es cuestión de concentrarse
y olvidarse de las nanas.
Vestirse con ropa actual,
gimnasia por las mañanas,
beber agua mineral,
tintura para las canas
y calcio para los dientes.
¡Nada de usar los lentes!
Para ver bien: zanahorias.

Zanahoria

agua
mineral

walkman

25

¡Y ya nada es diferente!
¡No me han pasado los años!
¡Me siento una adolescente!
¡Adolescente!
Adolezco de memoria [3]
de agilidad y paciencia.
Adolezco de injerencia
en el mundo de mis hijos
y aunque tenga inteligencia
y aunque esté muy informada,
yo ya no opino ni elijo,
"¡La vieja no sabe nada!"
Adolezco de interés
pues nadie me necesita
y una duda existencial
en mi mente se suscita:
No soy joven ni viejita.
¿No seré una marginal?
Para decir la verdad,
—y esto ya es cosa muy seria—
no soy de la tercera edad,
¿seré de la segunda y media?
Pero no todo está mal
cuando a esta edad una llega.
¡Muchas ventajas yo tengo
aunque el problema crucial
es que no me las acuerdo!
Y ya en la otra vereda
aconsejo a mis colegas,
y a las que pronto serán,
que aunque la espalda les duela,
no digieran bien el pan,
y aunque pierdan diente o muela,

---

[3] Nos vemos obligadas a aclarar que el juego de palabras descarta intencionalmente la etimología.

la carne les haga mal
o sufran de estreñimiento
y contracción cervical
y tengan palpitaciones
o una infección renal,
si entre sus temas candentes
está la obra social,
si el colesterol les sube
o les baja la presión
y aparecen los atrasos
con oleadas de calor
y se sienten medio muertas...
engrosando la legión
de las socias de este club
que agrupa a las de cincuenta
gritemos todas contentas:
¡Sólo basta la salud!

Categorización clínica de la cincuentona. Psicología evolutiva de la etapa

En las siguientes páginas se revisan los aspectos más importantes del ciclo evolutivo de la cincuentona típica. Aunque en contados casos algunas de estas características no son reconocidas por la población en estudio, este hecho no hace más que reforzar la premisa de que algunas excepciones confirman la regla.

1) DENTICIÓN

En etapas anteriores los dientitos de leche ya se habían caído (para satisfacción de los ratoncitos) dejando lugar a los dientes definitivos, ortodoncias, caries y fluorización (para satisfacción de los odontólogos).

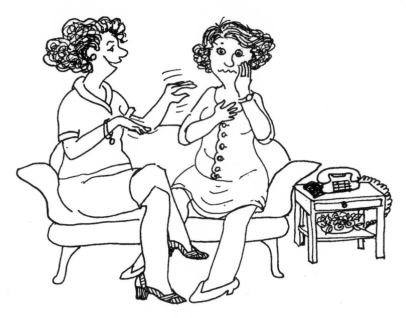

Si tu cuñada te habló de un "raspaje" no pienses en aborto, pensá en piorrea.

A mediados de esta etapa puede observarse que las piezas dentales (no tan definitivas...) son reemplazadas por coronas, dientes de porcelana, puentes e implantes, en ese orden (para satisfacción de los especialistas).

2) MOTRICIDAD Y SINESTESIA

• Aparecen las contracturas.
• Cobran interés y predominio "las cervicales" cuya existencia en etapas anteriores era menos notable.
• Un pequeño y molesto brote juanetil suele percibirse en uno o ambos pies. Los zapatos que tan cómodos resultaban en el pasado ahora no calzan (hecho que abochorna a la cincuentona, no sólo física sino también moralmente, y que trata de disimular).

Un caso real ilustra esta situación: Mirta P. jamás pudo asumir sus juanetes. Se refería a ellos como Halux Valgus, tal como si hablara de helechos exóticos.

3) FUNCIONAMIENTO INTESTINAL

Así como en los primeros años de vida el funcionamiento intestinal del bebé cobra suma importancia para ir decreciendo en interés hacia los años jóvenes, en este período vuelve a ser un punto de atención y cuidado. El tema predomina en las conversaciones entre pares y comienza un tráfico de recetas de comidas con fibras, dietas con ciruelas, laxantes y tés de piñuli.

4) ETAPA LÚDICA

El creciente y preocupante tiempo libre es llenado con una nueva y profunda vocación hacia la actividad lúdica debido a que, en algunos casos, la deportiva va decreciendo. Es por ello que podemos observar un incremento de cincuentonas en los torneos de Buraco, Scrabel, Backgammon y Bridge.

5) ÁREA SOCIO-CULTURAL

Paralelamente, en las cincuentonas que no necesitan ganar su subsistencia, surge una inclinación marcada hacia los cursos que a menudo toma forma de loca carrera para llenar el tiempo libre. En este período la cincuentona inicia sucesivas y ávidas inscripciones en cursos y talleres que van desde computación, desarrollo de la autoestima, cocina afrodisíaca y pintura sobre madera hasta Tarot, baile flamenco y técnicas jíbaras.

6) CAMBIOS FISIOLÓGICOS. CLIMATERIO

Durante el transcurso de la primera mitad de este ciclo comienzan a aparecer algunos síntomas:
A. Primarios y observables
B. Secundarios o intuibles.

A. Síntomas primarios

a) LOS CALORES
No confundir con "el calor", cuya aparición es pausada, centrípeta (es decir de afuera hacia adentro) y producida por el aumento de la temperatura ambiente. "Los calores" son holísticos, abruptos y centrífugos (de adentro hacia fuera). Crecen con la fuerza de un volcán humedeciendo la piel y desaparecen. Algunos antídotos para esto pueden ser:

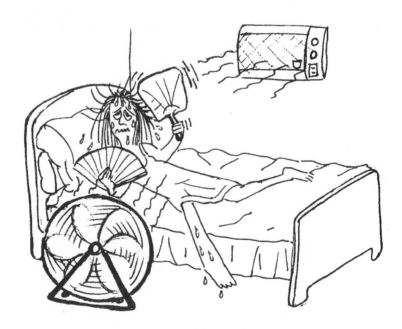

* hormonas (consultá a tu médico)
* abanico
* pañuelito
* agua y ajo (aguantarse y a joderse)

Caso real: Marta H. fue descubierta por su marido apantallándose compulsivamente con dos abanicos a la vez. No por eso perdió la compostura y, lejos de sentirse incómoda, comenzó a cantar "Locomía"[4].

b) DESAPARICIÓN DEL PERÍODO

Curiosamente, la misma mujer que se arruinó el humor cuando la menstruación aparecía en un momento inoportuno (fiesta, viaje, fin de semana en la playa), a lo largo de un lapso promedio de 500 meses, ahora sufre por la pérdida del estorbo. Este síndrome característico de la menopausia suele llamarse, vulgarmente, gataflorismo.

Casos reales: Norma G. había comprado en una oferta dos cajas de apósitos extraabsorbentes cuando le sobrevino la desaparición del período. Su espíritu ahorrativo la llevó a usarlos como hombreras con gran éxito.

Susana F. siempre lleva en su cartera una cajita de O.B.[5] de la que hace ostentación cada vez que puede. Dice que eso la hace sentir más joven.

Nota: hemos detectado que algunas mujeres más que cincuentonas llevan este manual en la mano y a la vista para quitarse años.

---

[4] Conjunto musical que utilizaba grandes abanicos en sus actuaciones y que popularizó una canción del mismo nombre.
[5] Marca conocida de tampones femeninos.

B. Síntomas secundarios

a. Cambios en el carácter
b. Irritabilidad
c. Trastornos del sueño
d. Otros argumentos que la cincuentona puede usar
para atraer la atención de su familia

Nota: Es pertinente aclarar que estos síntomas nunca serán comparables ni suficientes para competir con el estado de ánimo del marido de la cincuentona cuando pierde su club favorito de fútbol.

7) VIDA EMOCIONAL

Las dudas emocionales, seguidas por los conflictos y postergaciones de la época de la crianza de sus hijos, deja lugar en esta etapa a la conciencia plena de las asignaturas pendientes y las expectativas no resueltas.

Aparece entonces una nueva subclase de cincuentonas que desea reivindicación y reconocimiento en la que pueden detectarse dos grupos:

a) Las sufrientes-quejosas (que no desean cambiar nada y sólo desean quejarse).

b) Las quejosas-activas (que quieren cambiarlo todo y no dejan asignatura pendiente sin saldar).

Test: ¿Sos una cincuentona asumida?

La que sigue es una prueba metodológica importante para definir el nivel de tolerancia por parte de las mujeres en estudio. Como en otros exámenes de este tipo, en los que se aplica la técnica de *multiple choice*, se requiere que las interesadas se concentren profundamente antes de dar las respuestas.

1. LECTURA

Al elegir el material:
A. ¿Preferís revistas de onda tipo *Rolling Stone*?
B. ¿Comprás todos los libros de autoayuda que ves?
C. ¿Consultás la cartilla médica de la prepaga?

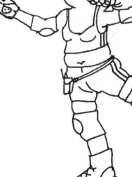

2. DEPORTES

Practicás:
A. Patineta.
B. Golf.
C. Bochas.

3. VOCABULARIO

Si oís la palabra "disco":
A. Pensás en ir a bailar a un boliche o discoteca.
B. Recordás que tenés que hacer las compras.[6]
C. Rememorás un long-play de pasta negra para escuchar en el combinado.

---

[6] Nombre de una cadena de supermercados.

4. VERANEO

Elegís:
A. Trekking y rafting en Mendoza o carpa en Cabo Polonio.
B. Punta del Este, Mar del Plata, Miami.
C. Río Hondo, Copahue.

5. LENCERÍA

Te comprás:
A. Push up y bikini.
B. Corpiño y bombacha.
C. Portaseno y calzón-faja.

6. PARA DORMIR

Preferís:
A. Camisola de satén o musculosa y boxers.
B. Camisón de algodón (el nylon te da alergia y el raso te hace transpirar).
C. Camisón de frisa.

7. A LA HORA DE BUSCAR CAMBIOS

Decidís que necesitás:
A. Psicoanálisis.
B. Cirujano plástico.
C. Curandera.

Mayoría de A: Sos una cincuentona "junior", de las que cuando eran chicas y les preguntaban: "¿Qué te gustaría ser cuando seas grande?" respondían: "Chica". Pero, ¡alerta! ¿No estarás en la categoría de "Por atrás liceo, por adelante museo"?

Mayoría de B: ¡Felicitaciones! Sos una cincuentona asumida y podés retirar tu credencial de cincuentona "senior".

Mayoría de C: ¡Cuidado! Podés padecer una gerontitis prematura. Consultá con un profesional antes de retirarte a la categoría "vetusta".

Capítulo 2

LOS TRASTORNOS Y FLAGELOS
DE LA ETAPA

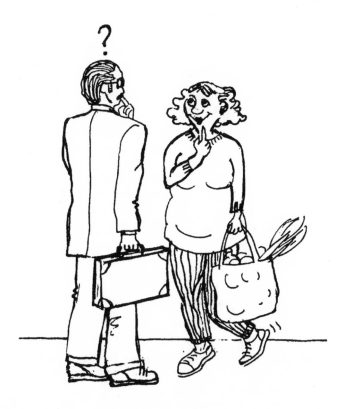

Si tu novio de hace treinta años no te reconoce, no es problema
de memoria: es que cambiaste.

Es posible que en esta etapa la cincuentona se pregunte con cierta frecuencia si está mejor o peor. La pregunta debería ser ¿mejor o peor que quién? Posiblemente se encuentre mejor que algunas conocidas o amigas pero seguramente está peor que ella misma. Este párrafo aparentemente confuso es claramente entendido a primera lectura por cualquiera de las mujeres de este estudio.

De todos modos, es cierto que la etapa llega acompañada de ciertas molestias. Algunas son nuevas y otras se presentan con mayor frecuencia que en etapas anteriores.

LOS PRINCIPALES SUPLICIOS DE LAS CINCUENTONAS

I. Los anteojos

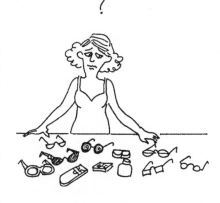

Reproducimos a continuación el caso de Ana María N. tal como fue relatado por la protagonista mientras revolvía dentro de su cartera buscando los anteojos (que tenía puestos como vincha en la cabeza):

"Ya no sé qué hacer con tantos anteojos que necesito actualmente: los de lejos para ver en el cine, los de cerca para leer el diario, los de contacto para el tenis, los de contacto color para las fiestas, los de contacto descartables para los viajes, los oscuros para la playa, los bifocales para cocinar, los de cristales verdes para descansar la vista después de fijarla para buscar la clase de anteojos que necesito... ¡Realmente, creo que más que un oculista para que me oriente sobre cuál par de anteojos usar en cada ocasión necesito un cadete que me los cargue!"

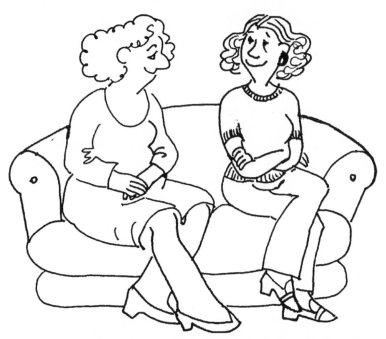

Había perdido cinco kilos... pero vos ya sabés lo cuidadosa
que soy... ¡los encontré enseguida!

II. Las dietas

La cincuentona es bastante reacia a dejar de imitar el modelo impuesto por Twiggy allá por los años sesenta y muchas veces persiste en una lucha mano a mano. Por eso intenta todas las dietas nuevas que aparecen y es difícil hacerle entender que lo importante no es mantener el peso (diez kilos menos promedio) que tenía cuando se casó (la primera vez, claro).

El caso de Olga K. es paradigmático. Olga se divorció y en una de las reuniones con su abogado, éste le sugirió establecer un régimen de visitas para que su ex marido viera a sus hijos.

"Mire doctor", le contestó Olga a su abogado, "yo he seguido toda clase de dietas, la de Scarsdale, la de la cebolla, la del ejército de EE.UU., la china, la de la luna, la del arroz integral, la disociada, la del perejil, la de la sopa... Pero ese régimen que usted dice no lo conozco... ¿Será efectivo?"

III. Los estudios y controles

Dada la mayor frecuencia de controles requeridos por los médicos en esta década, el suplicio comienza en las salas de espera de los consultorios con sillas duras, largas esperas y revistas añejas. (¿De dónde sacan las revistas los médicos?)

Los estudios más solicitados son:

a) DENSITOMETRÍA ÓSEA

Osteoporosis o no osteoporosis: ésa es la cuestión. Éste es, sin duda, el estudio más sencillo y menos molesto de realizar.

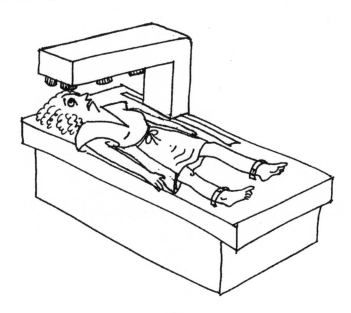

La descripción de Mirna F. es clara y concisa: "Es como ponerse debajo de una Knittax (cualquier cincuentona recuerda esas máquinas de tejer). Tras quince minutos de punto jersey del derecho y Santa Clara del revés, está lista la foto. Una imagen a tres colores, incomprensible, que genera en la pantalla un impenetrable diseño gráfico. Éste, a su vez, decodificado por el técnico, vaticinará el estado de nuestros huesos. ¿Son de arena? ¿Algún día se escurrirán, ley de gravedad mediante, por los desaguaderos de nuestras piernas? ¿O están fuertes y lustrosos y servirán, por mucho tiempo, como perchero confiable para que de él cuelgue todo nuestro anatómico ropaje?

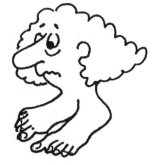

Me miden: tengo un centímetro menos que el año pasado. Me encojo. Me achico. ¿Terminaré como Alicia en el País de las Maravillas, atragantándome con la capellada de mis zapatos?"

b) PAPANICOLAOU Y COLPOSCOPIA

En este caso tenemos el invalorable testimonio de Silvia C.: "Todo mi cuerpo se agolpa alrededor del perímetro agrandado de uno de mis más sensibles orificios. Un aparato siniestro espía mis entrañas. Instrumentos de tortura hurgan mis conductos y pasadizos secretos. Buriles y gubias inquisitoriales rastrillan el terreno en busca de muestras. Al fin, una mano me palmea la pierna. La tortura ha terminado. Me visto.

El veredicto viene en sobre cerrado dirigido al médico. Como la que pone el cuerpo soy yo, por supuesto lo abro y leo. Transpiro. *Extendido clase II. No se observa...* Respiro. He renovado mi pagaré por un año más."

c) MAMOGRAFÍA

El estudio más terrible, como atestigua Gladys M.:

"Mis lolas están apresadas en un aparato idéntico a la prensa de Gutenberg. La presión es cada vez mayor. El suplicio aumenta. ¿Pretenden convertir mis únicas partes blandas en fetas? ¿Pretenden comprimir mis tridimensionales redondeces hasta reducirlas a semicírculos bidimensionales? ¿Pretenden disecarlas como flores entre las páginas de un libro? ¿Volverán después de la tortura a su estado natural, o deberé convivir el resto de mi vida con dos tapas para empanadas colgando de mi tórax?"

IV. La memoria
¿Dónde estás memoria que no te puedo encontrar?

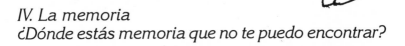

La memoria es algo que una tenía en el cerebro, antes, y que deja de funcionar poco a poco, casi imperceptiblemente. Un día te das cuenta de que no sólo olvidás dónde dejaste el auto en la playa del hipermercado sino que, cuando el custodio te ayuda a buscarlo, no recordás ni el color ni la patente y cuando te mirás los pies, en una de las vueltas, te das cuenta de que estás en pantuflas.

Otras situaciones habituales:
- Te acordás de que tenías que hacerle algo al auto pero no qué. Hasta que te quedás sin nafta en Libertador y Pueyrredón a las siete de la tarde.
- Te olvidás dónde dejaste las llaves de la casa, de la oficina, la agenda y el celular.
- No recordás las edades de tus hijos (vos que te acor-

dabas de qué parcial de cuál materia estaba dando cada uno hace unos años).

- Llamás por teléfono a alguien y cuando te atiende no te acordás para qué lo llamaste.
- Buscás por toda la casa los anteojos y los tenés colgados del cuello.
- Perdés el control remoto del televisor y lo encontrás en la heladera.
- Revolvés la cartera buscando las llaves que pusiste en el bolsillo para encontrarlas más rápido al bajar del taxi.
- Ponés a hervir un huevo, a calentar comida o a hacer tostadas y te acordás cuando el huevo estalló y salpicó la cocina, la olla se calcinó o el pan arde como un bonzo.
- Necesitás dos amigas para recordar una palabra; tres para relatar una película y cuatro para agregar título, director e intérpretes.
- Mencionás objetos con nombres que no les corresponden o por su función.
- Tenés que pasar lista al árbol genealógico antes de embocar el nombre de un sobrino.

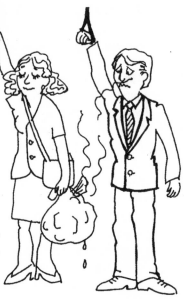

- Creés que nadie te escucha pero es que contás varias veces lo mismo porque no recordás que ya lo contaste.
- Subís al colectivo llevando la bolsita de basura que ibas a dejar en la puerta de tu casa.

- Vas apurada a una habitación y al llegar no recordás para qué.
- Creés que si volvés atrás te vas a acordar y te la pasás caminando de adelante para atrás por toda la casa.

Conclusión: como el cerebro pierde 100.000 neuronas por día, no se puede pretender que nadie trabaje bien en esas condiciones. ¿Será que estás desmemoriada o será que tu disco rígido está saturado por exceso de información? En términos actuales se podría decir que te funciona mejor la tecla suprimir que la de grabar.

Para cerrar el tema, veamos el patético testimonio de Beatriz C., quien en una confitería donde se reunió con algunas amigas participó de este diálogo:

Marta: Ayer vi por T.V. la película... esa tan buena que vimos juntas el año pasado... ¿cómo era el nombre?... La que fuimos a ver con Susy y Pepe, al cine... bueno, ese que está en la Galería... la galería del shopping ese que está cerca de casa... donde Pepe perdió la... ¿cómo es?... la billetera...

Raquel: ¡Ah, sí! La de Almóvar.

Alicia: ¡No, no es Almóvar, es Aldo Mar!

Beatriz: No, no, Aldomóvar.

Marta: ¡Sí! ¿Cómo es que se llamaba la película?

Beatriz: "Por qué merecí esto".

Alicia: No. "¿Qué hiciste para sufrir esto?"

Marta: No, era: "¿Qué hice yo para sufrir esto?"

Raquel: Me encanta cómo trabaja la artista, ¿cómo se llama? la española tan simpática...

Beatriz: Sí, sí, la del pelo lacio...

Marta: Decime Raquel, ¿no te compraste un libro para mejorar la memoria? ¿Te sirvió?

Raquel: No. Resulta que no lo pude leer porque no me acuerdo dónde lo puse.

Las chicas rápidamente cambiaron de tema. Llamaron al mozo y pidieron la cuenta que habían pagado veinte minutos antes.

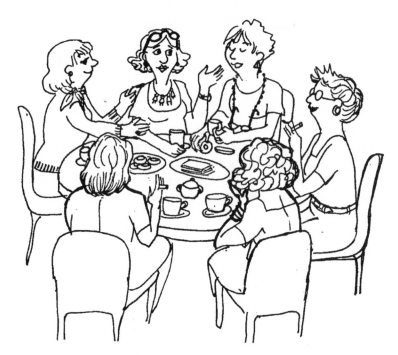

—¿Te acordás cuando hablábamos de corrido?
—No, no me acuerdo.

V. El envejecimiento

La juventud es una preocupación de esta década.

Como dijo Simone de Beauvoir, "la tragedia de envejecer reside en que uno por dentro sigue teniendo veinte
años". No olvidemos que en nuestra sociedad la exigencia
supera ampliamente el promedio mundial. Las mujeres argentinas, mayoritariamente, no aceptamos envejecer.

La industria y los cirujanos plásticos, agradecidos, nos
hiperestimulan en la loca búsqueda de la inexistente fuente
de Juvencia. Como ésta no existe, puede suplirse con varias operaciones, toneladas de cosméticos y una dieta desequilibrante y obsesiva.

No es que por envejecer la vida pierda sentido. Lo que sí se pierde es agudeza en algunos sentidos como la vista o el oído. Mientras no se pierda el sentido del humor, todo bien.

RECICLADA

Cuando Delia cumplió cincuenta y cinco años, siguiendo los pasos de muchas de sus amigas, se sometió a un lifting completo, se lipoaspiró las caderas, se aumentó las lolas y adelgazó diez kilos. Ya no podía cerrar los ojos sin que se le subiera el labio superior, ni sonreír sin que se le movieran las orejas, pero eso no importaba. Se veía hermosa y por sobre todo, joven. Se sentía envidiada por sus amigas, observada con lujuria por los hombres y feliz víctima de imaginarios acosos.

Una tarde, al llegar a su casa, la mucama provinciana que acababa de tomar le transmitió el mensaje telefónico de un señor. Secundina no había entendido bien, pero el llamado era de Pancho Dotto[7] (de eso estaba segura) y había mencionado algo de un desfile por la pasarela romana.

Delia no podía creer lo que escuchaban sus oídos que, por la sorpresa, le tironearon más que de costumbre (abrir los ojos y la boca a la vez no estaba previsto por la cirugía).

¡Pancho Dotto la había llamado! Seguramente el cirujano acostumbraba enviar fotos de sus mejores logros al empresario y, claro, ella había sido elegida. ¡Tanto esfuerzo había dado sus frutos! Se vio saliendo por televisión, en tapas de revistas y hasta en Internet. ¡Rumbo a la fama de la mano de Pancho Dotto!

Decidió que esperaría a la noche para contárselo a sus amigas: "¡Que sufran, que envidien!", pensó. Ella iba camino de ser una diva, envuelta en boas de plumas, bajando

---

[7] Productor de desfiles de modas.

47

escaleras y desfilando por las pasarelas de Roma primero y luego de Nueva York, Londres y París.

Volvió a sonar el teléfono. Secundina, con la mirada, le anticipó quién llamaba. Delia, con voz impostada, aterciopelada y seductora atendió: "¿Aló?"

"Señora —dijo la voz— hablo de El Pancho Loco, su rotisería amiga, que acaba de abrir una sucursal modelo en su barrio. Quiero contarle las promo que ofrecemos: bocaditos de lechón fileteado con mozzarella a la romana y además..."

Delia ya no escuchaba más. Solo veía, como en un sueño, una larga fila de chanchitos desfilando por una pasarela de mozzarella mientras Secundina la apantallaba.

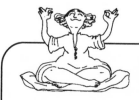

Texto para meditar y visualizar

"Hoy la juventud es más prestigiosa que nunca, como conviene a culturas que han pasado por la desestabilización de los principios jerárquicos... La categoría de "joven", en cambio, garantiza otro *set de ilusiones*... Así, la juventud es un territorio en el que todos quieren vivir indefinidamente. Pero los jóvenes expulsan de su territorio a los falsificadores, que no cumplen las condiciones de edad y entran en una guerra generacional banalizada por la cosmética, la eternidad quinquenal de las cirugías y las terapias *new age*."[8]

---

[8] *Escenas de la vida posmoderna*, Beatriz Sarlo, Ariel, Buenos Aires, 1994.

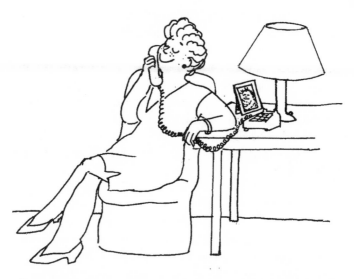

... Como te decía, Martita, yo no tengo ni arrugas ni manchas...
¡Sólo me salen cuando me pongo los anteojos!

VI. La belleza

Todas las mujeres que seduzcan y lleven al matrimonio a los
súbditos de Su Majestad mediante perfumes, pinturas, cos-
méticos, dientes postizos, peluca, miriñaques, zapatos de
tacos altos y rellenos en las caderas, incurren en delito de
brujería... y el matrimonio será nulo.

Decreto del Parlamento inglés, 1770 d.C.[9]

La belleza también es un tema preocupante en esta
década. Es cuando más se nota el conflicto entre aceptar el
paso de los años con sus consecuentes huellas y la agre-
sión permanente de un medio que exige belleza a raudales.
No olvidemos que en nuestra sociedad la exigencia supera

---

[9] *La mujer*, Isidoro Loi, Chile, 1984.

ampliamente el promedio mundial. Las mujeres argentinas, mayoritariamente, no aceptamos perder la belleza de la juventud.

La industria y los cirujanos plásticos, agradecidos, nos hiperestimulan en la loca búsqueda de la inexistente fuente de Juvencia. Como ésta no existe, puede suplirse con varias operaciones, toneladas de cosméticos y una dieta desequilibrante y obsesiva.[10]

Hay al respecto testimonios divertidos y rebeldes como el de Rosita D.:

"Como trabajo mucho y estoy muy ocupada no tengo tiempo para tomar el té a menudo con mis amigas pero, cada vez que se presenta una oportunidad, las observo y llego a la misma conclusión: las mujeres formamos parte de dos grandes grupos. Las que están dedicadas a sí mismas, a la belleza y a la elegancia; y las otras, las que entre corrida y corrida nos pintamos los labios en el auto y nos ponemos rubor en las vidrieras de los negocios.

Yo pertenezco decididamente al segundo grupo. Hace un tiempo calculé que si hiciera todo lo que *Para Ti* recomienda, *Elle* sugiere, *Vida Natural* demanda, el dermatólogo indica, las amigas me dicen y yo pienso que me conviene... mi semana laboral empezaría el jueves.

Mi cuadro de situación es el siguiente: la nieve del tiempo no platea mis sienes porque existen unas tinturas rápidas excelentes que puedo aplicar mientras cocino, leo el diario o hablo por teléfono. Mis arrugas podrían ser peores ya que nunca les dediqué mucho tiempo a los filtros y cremas para la playa porque me da odio que se me pegue la arena. Me considero afortunada, genéticamente, y por el hecho de que hayan cambiado las costumbres como para que podamos vestirnos como nuestras hijas y no como nuestras madres.

---

[10] La repetición de parte de este párrafo no es un error tipográfico.

Pero todo tiene un precio y las revistas, los diarios y la televisión han logrado convencerme de que mi decadencia es segura e irreversible. ¿Por qué? Porque no uso tres champúes diferentes por semana ni seis enjuagues adecuados a la calidad de mi pelo. Tampoco nutro, humecto, alimento, limpio, purifico, acaricio y masajeo de abajo hacia arriba mi cara y mi cuello. No me aplico cremas con hormonas, alantoína, elastina, oligoelementos, ADN, aceites esenciales y retinol. ¡Ni siquiera uso cremas con vitamina C y D o aceites de tortuga y palta! ¡Cómo no voy a decaer si me porto tan mal!

No obstante, en algún momento me dejé convencer y como menos carne, más verduras y fibras y camino un montón de kilómetros. ¿De qué sirve si me olvido de tomar el multivitamínico con doble dosis de vitamina E y antioxidantes tan útiles como el zinc y el magnesio? Con toda lógica algunas noches me parece escuchar cómo se va oxidando mi cuerpo, pobre víctima de los radicales libres y de una dueña tan descuidada. ¡Ni siquiera entiendo cómo llego a despertarme cada mañana!

La exigencia es tan grande que si quisiera seguir la suma de decálogos de belleza que me proponen, no tendría tiempo para dormir (las ocho horas que demandan esos mismos decálogos de belleza y que nunca, jamás, duermo porque me parece una pérdida de tiempo), ni para trabajar

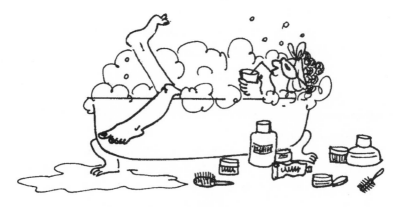

(las doce horas diarias como necesito) y, menos aún, tendría tiempo para cuidar mis plantas que es lo que hago con más placer precisamente en los momentos en que debería estar sumergida en un baño de espuma, encremándome los codos y los talones."

Una carta que nos envía Gloria K. encara otras facetas del problema.

"Me deprime bastante todas las mañanas ver en el espejo que no tengo más veinte años. Ni treinta. Ni cuarenta. Particularmente de mañana. Porque por la tarde parece que me voy acostumbrando y no me molesta tanto. Tampoco tengo veinte años cuando me pongo el traje de baño, ni cuando subo escaleras, ni cuando me desvisto. Pero sé que hay muchas áreas jóvenes dentro de mí que no se ven a simple vista.

Como dice una amiga mía, a esta altura hay que sumar aprendizajes y no reclamos. Por eso es astuto asumir la herencia genética. Después de años de intentar todas las cremas, ejercicios y masajes que ofrece esta sociedad de consumo cuyo ideal es una percha en el escote y una figura androide, si todas las mujeres de la familia son culonas o de brazos gruesos, no queda otra que asumir la estricta programación de mi propio y exclusivo ADN. Y como a esta altura luce mejor un kilo de más en la cara que dos de menos en la cola, la decisión es fácil. Por eso no me preocupo más cuando no tengo claro si lo que tengo adelante es una barriga recién estrenada o se me mudó la cola de lugar."

LA EVASORA

Aunque este caso es real, el nombre de quien consulta ha sido omitido para protegerla de posibles problemas con la DGI.

"Cuando llegué a los cincuenta, planté bandera. De allí en más dejé de festejar y, por ende, de declarar cumpleaños. Viví algunos años en la clandestinidad evadiendo preguntas incisivas de parientes y amigas, hasta que un día, la DGI (Documentación Guardada de Identidad) cayó implacable sobre mí: la Libreta Cívica que celosamente había escondido fue encontrada por mi nuera.

El descubrimiento trascendió inmediatamente y de nada me sirvió jurar que la fecha de nacimiento que figuraba en mi documento estaba equivocada por un error del funcionario interviniente. ¿Qué puedo hacer para tapar este bochornoso episodio?"

Respuesta: *Podés argumentar en tu defensa que descontaste el IVA por ser contribuyente no responsable.*

VII. Las hormonas

"¿Hace un calor bárbaro o soy yo?" Sos vos. ¿Sos vos? No, son las hormonas.

Es difícil en esta etapa distinguir con claridad entre clima y climaterio. Pero es indudable que las hormonas (o la falta de ellas en este período) ocasionan una serie de cambios ampliamente conocidos y comentados en los medios masivos.

Lo que la población estudiada repite una y otra vez es lo llamativa y maravillosa que es la comprensión de los muchos ginecólogos hombres. Cuando una cincuentona se queja por alguna molestia suele ser medicada poco menos que en serie y con un tono que implica el siguiente metamensaje: "No sé de qué te quejás si esto le pasa a todo el mundo y no es para tanto". Esto produce algunas situaciones totalmente esquizofrénicas como que a causa de la medicación aparezca, por ejemplo, un síndrome premenstrual durante veinticinco días seguidos y nada los tres restantes.

Estas y otras molestias, que algunas mujeres sufren mucho, otras poco y algunas casi nada pueden durar de uno a diez años. Además se potencian exponencialmente cuando la media naranja pasa por un proceso similar aunque menos evidente (para los demás, no para una). Afortunadamente, existen algunas maneras sencillas y caseras de contrarrestar los inconvenientes (los de una, ya que los de él, como no suelen admitirse, son difíciles de mejorar):

• no tomar café, ni té, ni mate, ni alcohol
• usar solamente ropa de algodón escotada aunque hagan dos grados bajo cero
• eliminar toda la ropa de lana y de materiales sintéticos
• tener ropa disponible en tres talles diferentes para poder salir a la calle todos los días independientemente del grado de retención de líquido
• no frecuentar lugares con mucha gente ni muy cerrados, ni lugares sin aire acondicionado
• agua y ajo [11]

Como se ve, sencillo y muy placentero. ¿Te acordás del chiste de la hiena?[12]

VIII. El insomnio

Más temprano que tarde, el insomnio aparece en este período. Puede presentarse como sueño interrumpido durante la noche o con madrugones ridículos por la mañana.

---

[11] Para aclarar este punto, referirse a los síntomas primarios del punto 6 del capítulo 1.

[12] En un chiste muy viejo, un científico explicaba que la hiena vive sola casi toda su vida, se alimenta de carroña y se aparea una vez al año, y alguien le preguntaba: ¿Se puede saber de qué se ríe?

Pero este flagelo tiene aspectos positivos ya que permite ejecutar algunas acciones que veinticinco años atrás no hubieran podido realizarse sin sacrificar tiempo destinado a tareas de mayor jerarquía.

Aquí te proponemos una serie de actividades para desempeñar en mitad de la noche o en horas de la madrugada, sin hacer ruido y sin molestar a nadie. Te sugerimos que prepares tu propia lista.

1. Hacerte las manos o los pies (el esmalte se secará antes de que amanezca y no se correrá como cuando te pintás de día y se te queda pegado al interior de los zapatos o en el repasador).

2. Ir a la heladera y pecar sin testigos.

3. Escribir cartas, e-mails, poesías.

4. Adelantar la cocción de las verduras para la cena.

5. Hacer gimnasia.

6. Depilarte con la pincita.

7. Quitarte barritos (las marcas desaparecerán antes de la mañana).

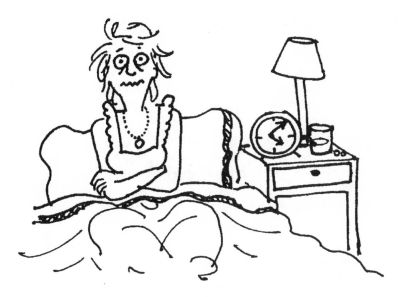

8. Quitárselos a tu marido si tiene el sueño suficientemente pesado.

9. Pensar en frases completas que se escriban solamente con "a" (a la manera de Radragaz[13]).

10. Confeccionar una nueva lista de cosas para hacer la próxima vez que tengas insomnio.

EJEMPLO DE TEXTO A REDACTAR EN UN MOMENTO DE INSOMNIO

"¡Alabada Santa Ana!, Amanda, atacada, arañada, atada a la cama, la falda arrancada, la cara marcada, las sábanas manchadas.
Amargada, la mamá saca arma blanca. Amaga castrar, matar al sátrapa. A gatas las camaradas la paran, la aplacan, la arrastran a la casa.
A Amanda la calman, la lavan, la abrazan, la tapan, apagan las lámparas. La asaltada callará pacata.
¿La cana atrapará al canalla? ¿La mala racha jamás pasará? ¿Habrá paz para las casadas?"

IX. La moda

Cuando nosotras comenzábamos a adolecer, cerca de los catorce años (porque no fuimos lo que se llamaría precoces), la mayor preocupación, además del permiso para ponernos medias largas, era que nos dejaran usar alguna prenda "de señora", como una blusa negra o un par de tacos de más de tres centímetros o un poquitito de rouge.
Parece increíble cuando lo comparamos con un cumpleaños de quince de hoy en el que todas las amigas de la

---

[13] Personaje creado por el humorista Lino Palacio, que solamente hablaba con a.

protagonista (ella sí, de blanco y de largo) se visten de negro. Hasta tal punto que, más que un cumpleaños juvenil, la fiesta parece una versión escolar de *La casa de Bernarda Alba*.

Y éste sí es uno de los cambios enormes de este siglo porque, como dice Beatriz Sarlo ..."hasta el jean y la minifalda no existió una moda joven".[14] La moda era una sola, para las mayores.

Hoy sin vergüenza, es más, con orgullo deberíamos confesar públicamente que más de una vez nuestras hijas tienen que venir a nuestro ropero a recuperar alguna remera divertida que les hemos "pedido prestada". Y ésta es la verdadera suerte: nos podemos vestir como nuestras hijas. El rítmico péndulo de la historia nos ha favorecido: ¡aprovechémoslo!

Este desquite inimaginable para nuestras madres que sufrieron nuestro despojo de sus roperos no justifica, de todos modos, la tortura moral a la que nos vemos sometidas cada vez que queremos comprar ropa. De acuerdo con los patrones en vigencia, la prenda promedio es para mujeres de 38 kilos, de talle desconocido y diagnóstico probable de anorexia. Lo que implica que una mujer totalmente normal de talle 46/48 tenga que ponerse lo que encuentra y casi nunca lo que quiere.

Este testimonio lo ha enviado por correo Elena E.:

"A mí me gusta verme bien arreglada y al menos cerca de la moda (aunque nunca parezco escuchar sus últimos gritos que, por algún extraño mecanismo, me llegan siempre en diferido). En general me cuesta vencer esa sensación, mezcla de culpa y tiempo perdido, que me provoca buscar un suéter celeste para usar con un traje azul (que no encuentro y si existe no combina). Me agota lidiar con vendedoras jóvenes y flacas que me miran como a un marciano,

---

[14] *Escenas de la vida posmoderna*, Beatriz Sarlo, Ariel, Buenos Aires, 1994.

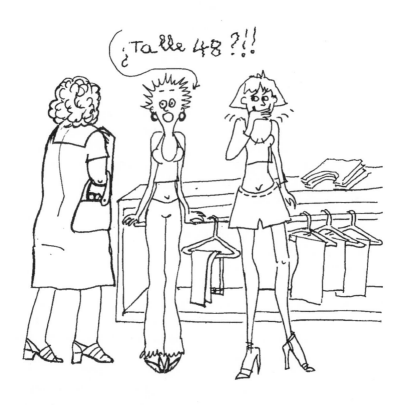

me atienden masticando chicle después de terminar su conversación telefónica y me quieren convencer de que todo 'te queda brutal, bárbaro, te hace re-flaca'.

Termino comprando ropa con la misma actitud con la que una persona desesperada compraría un salvavidas en pleno diluvio universal. Por alguna ley oculta[15], por un motivo ignoto, al final, casi siempre tengo suerte y las prendas compradas en diferentes arrebatos de diez minutos, combinan".

---

[15] Podríamos llamarla "Ley de Yhprum", puesto que es todo lo contrario de la ley de Murphy.

X. El sexo
Lo que va de ayer a hoy

En nuestra juventud, de eso no se hablaba ni se nombraban "las partes". Hoy un chico de salita amarilla del jardín dice pene y vagina. Nosotras teníamos cosita, florcita. Los nenes pitito, pichulita. Y si jugábamos al doctor se armaba un escándalo maestro y "ese chico malo" no podía venir más a jugar a casa. Toda nuestra información provenía de un Mambrú que se había ido a la guerra, no había vuelto y por ello su mujer había muerto de pena. O de la Farolera que tras un tropiezo se enamoraba de un coronel, o de la paloma blanca que sentada en un verde limón se preguntaba cuándo vendría su amor. Vivíamos en un limbo de cigüeñas y repollos hasta que alguna amiga mayor "nos avivaba".

Hoy la protagonista de "Chiquititas"[16] queda embarazada y en las novelas la hija natural del dueño de la hacienda es violada por un travesti que resulta ser su hermano. Se necesitan condimentos más fuertes para hacer toser a esta generación.

Con tan estupenda información (y casi nada de experiencia práctica) nuestro futuro era poco promisorio. Nosotras mismas tildábamos de putas a las amigas apenas más liberadas (que, por ejemplo, usaban las primeras bikinis fabricadas con un 500% más de tela que las de hoy), las pocas que habían superado el pánico cuidadosamente inculcado. Sólo para ver a nuestras propias hijas, unos cuantos años después, vestidas como putitas de arrabal para salir a bailar con los compañeros del colegio, un sábado por la noche.

No tuvimos compensaciones: después de haber llegado tarde a todos los episodios de liberación sexual y superada por fin la época del temor al embarazo, aparece un nuevo flagelo. Uno verdadero, que no tiene nada ni remo-

---

16 Programa de televisión para preadolescentes.

tamente gracioso y que despierta tanto el terror más profundo como la inconsciencia más absoluta: el SIDA. Justo, chicas, justo cuando aprendimos a divertirnos, resulta que no se puede.

Y solamente una mujer de cincuenta sabe lo que es juntar coraje para decirle a ese señor que tanto le gusta que sin preservativo, no. Solamente una mujer de cincuenta sabe lo que es tratar de convencer a ese señor, cuyos contagios de juventud se terminaron porque apareció la penicilina justo a tiempo, que pertenece a un grupo de riesgo porque todos los señores como él piensan que no precisan usar condón.

Solamente una inteligente mujer de cincuenta, como Erica Jong puede resumirlo así: "¿Se animó alguien a decir que la mayoría de los hombres preferirían usar los condones alrededor de su cuello para espantar el mal de ojo antes que colocarlos en sus vergas? ¿Alguien registró los traumas de los amantes de edad mediana que pasaron por todo, desde la virginidad técnica de los años cincuenta a la glotonería sexual de los sesenta a los saludables setenta (cuando encontrabas a tus amantes en los gimnasios), a la decadencia de los ochenta (con largas limusinas, vestidos cortos y hombres que personificaban Señores del Universo), al terror del SIDA de los noventa enfrentado en una guerra con la calentura natural?"[17]

Como muchas otras novedades, éstas también llegaron a nuestro Tercer Mundo, tarde pero llegaron. Nos globalizamos.

La nuestra fue la última generación de "chicas buenas". Las que vinieron después aprendieron muy rápido que "las chicas buenas van al paraíso y las malas a todas partes".

---

[17] *Fear of fifty*, Erica Jong, Harper Perennial, Nueva York, 1997.

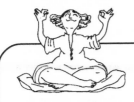

Texto para meditar y visualizar

"Muchas veces se lo dijo:
—Te adoro porque me volviste puta.
Dicho de otro modo no le faltaba razón. Florentino Ariza la había despojado de la virginidad de un matrimonio convencional, que era más perniciosa que la virginidad convencional y la abstinencia de la viudez. Le había enseñado que nada de lo que se haga en la cama es inmoral si contribuye a perpetuar el amor. Y algo que había de ser desde entonces la razón de su vida: la convenció de que uno viene al mundo con sus polvos contados y los que no se usan por cualquier causa, propia o ajena, voluntaria o forzosa, se pierden para siempre. El mérito de ella fue tomarlo al pie de la letra."[18]

¿FUE BÉCQUER QUIEN DIJO: "LOS POLVOS PERDIDOS SON COMO FLORES CAÍDAS DEL ÁRBOL DEL CORAZÓN"?

Reflexionemos sobre la queja de Amanda F.: "Los grupos de reflexión te impulsan a ser seductora y agresiva. Por televisión, los sexólogos te vaticinan orgasmos interminables si aprendés a liberar tus instintos. La bibliografía, del *Kamasutra* a Masters y Johnson, te augura el mayor de los éxitos con sólo seleccionar la posición adecuada o realizar los ejercicios pertinentes. Mi vecina Chela, más sencilla y didácticamente, sentencia: La herramienta que no se usa se oxida."

---

[18] *El amor en los tiempos del cólera*, Gabriel García Márquez, Sudamericana, Buenos Aires, 1985.

XI. La racha de divorcios

Durante este período se incrementan los divorcios. La explicación de este hecho no nos compete aunque nos animaríamos, sin mucho esfuerzo, a esbozar una teoría. Simplemente es una realidad. Otra realidad es que después del divorcio, los varones de la especie tienen cierta inclinación a formar pareja mucho antes que las mujeres. Una mañana se levantan declarando unilateralmente ante el espejo del baño: "No puedo más, necesito aire" para partir de la mano de una joven que suele tener 20 años y 10 kilos *menos* que una y 10 centímetros de taza de corpiño *más* que una. Poco después suele producirse una situación estándar con pequeñas variantes.

LA NUEVA PAREJA DEL SOCIO DEL MARIDO

La nueva pareja del socio del marido, como cuenta Elsa S., de pronto y sin aviso, se ha convertido en una especie de grano, una presencia impuesta. Algo así como una nueva socia consorte, a la que deberá encontrar en cada reunión a la que asista de aquí en adelante o hasta tanto el socio de su marido decida cambiarla, como al auto, por un modelo más nuevo.

El socio del marido también cambió el auto. A pesar de su difícil situación económica, como se ha encargado de proclamar, compró un Porsche rojo descapotable. Cuando apareció por primera vez en una reunión, orgulloso con mujer y auto nuevos, en el grupo se produjo un gran silencio.

Sus acciones inmediatamente subieron tanto como se devaluaban las de las abnegadas esposas del grupo (primera mano, único dueño, nunca taxi). Los hombres lo rodearon babosos de envidia, pero también con esperanza: a ellos tal vez podría pasarles lo mismo. Las mujeres, en cambio, se alejaron biliosas, casi con odio, pero también con recelo: ellas también podrían ser recambiadas.

Se escucharon comentarios tales como: "¡Qué gomas!"; "¡Qué carrocería!"; "¡Qué buen tren delantero!"; "¡Qué paragolpes!" Las mujeres no quisieron saber si se referían a la mina o al auto.

¡Quién lo hubiera pensado del socio que hasta entonces había pasado casi desapercibido en el grupo! De pronto se lo veía rejuvenecido, con una camisa negra, desabrochados los cuatro primeros botones, pantalón blanco y un suéter apoyado en los enjutos hombros a modo de capa. El ralo y canoso cabello, ahora de un dudoso color rubio, aparecía atado en la nuca a la manera de colita, en un desesperado intento por tener un look *fashion*.

Parecía, en verdad, una patética versión del bravo Zorro, algo apolillado, mostrando su conquista a bordo de su brioso corcel rojo. "¿Qué habrá visto ella en él?" se preguntaron las mujeres. "Seguramente su sensual y viril billetera y su potente y erecta chequera" se contestaron a sí mismas.

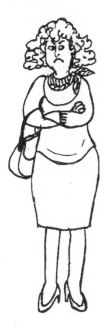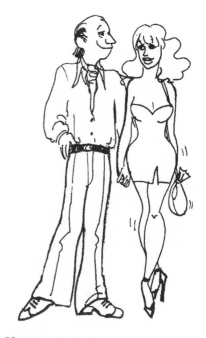

Capítulo 3

LOS DIVERSOS ROLES DE ESTA ETAPA Y CÓMO ENCARARLOS

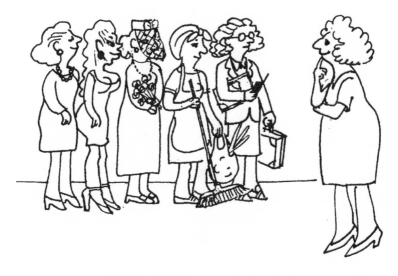

¿Qué modelito me quedará mejor?

¿Cómo te agarra esta etapa? ¿Con un marido usado o con uno nuevo? ¿Separada, divorciada, viuda, con uno o varios ex maridos, con un compañero, con un novio cama afuera o con ganas de otra cosa?

Sea lo que fuere, que te sientas feliz o no tanto, realizada o no mucho, es inútil llorar sobre la leche derramada (o la que no se derramó para el caso).

Lo importante, lo realmente importante, es lo que vas a ser de aquí en más. Y como se trata de un aprendizaje ¡salita amarilla para una!

ESPOSA

No es fácil, sabemos que no; lo tuyo es casi un apostolado. Son muchos años, en promedio unos treinta. Pero la verdad es que nadie salvo la revista *Idilio* podría haberte prometido un jardín de rosas. Eso sí, convengamos, la estabilidad de la situación matrimonial, igual que la del país, tiene sus ventajas. (Si te quedan dudas, preguntale a tus amigas separadas cómo está la calle últimamente.)

Igual, para ayudarte, hemos recopilado algunos consejitos prácticos tendientes a mejorar la convivencia:

1. Si todas las mañanas a las siete menos diez te pregunta: "¿Dónde está mi camisa celeste?" No le grites "En el cajón, como siempre, no me jodas". Queda feo y es el padre de tus hijos.

2. Si te pide una aspirina porque le duele la cabeza y no la encuentra, no le contestes: "¿Será posible que seas tan inútil y nunca encuentres nada?" Nosotras y vos sabemos que están en el mismo lugar del botiquín desde que te casaste y si le dura el dolor de cabeza se va a poner más pesado todavía.

3. Si llega a la mesa y dice: "Oia, no tengo ganas de comer otra vez pollo" no le tires la fuente por la cabeza. Aunque él mismo te haya dicho que el médico le aconsejó menos carnes rojas por el colesterol. Se puede lastimar y además es el padre de tus hijos.

4. Si te pregunta: "¿Dónde pusiste los vasos?" cada vez que tiene sed, no camines por la cocina señalando la alacena y gritando: "¡Allí, tarado, allí!" Pueden escuchar los vecinos y lo suyo es una característica típica del varón promedio de la especie.

5. Si en una reunión cuenta el mismo chiste por milésima vez, no lo mires con cara de opio ni te duermas. Sus amigos van a pensar que sos una ploma y además saben que es el padre de tus hijos.

6. Si le dio el pendejazo, sale con remeras de lycra y campera de cuero y se quiere comprar una moto de 2000 cc para tomar aire, no le partas un ladrillo en la cabeza. No va a cambiar por eso y si decide volver va a estar más estropeado que antes.

7. Si esta noche se pone cariñoso no le digas que te duele la cabeza. Ya no corrés peligro de tener más hijos con él.

8. Si se pasa el fin de semana obnubilado mirando fútbol por televisión con la mirada fija en la pantalla y la boca babeante no amenaces con abandonarlo y/o matarlo. Aprovechá la ocasión para: a) comentarle que chocaste el auto, b) darle todas las sobras de la semana para la cena, c) anunciarle que invitaste a tu mamá a pasar unos días con ustedes.

9. Ya deberías tener claro que las mujeres son de Venus y los hombres de Marte.

De todas maneras, que quede claro que estar felizmente casada no significa que no tengas tus buenas fantasías eróticas, como cualquier mujer normal. El caso de Graciela M. es casi paradigmático.

EL NUEVO AMOR

"Me resistí por mucho tiempo porque iba en contra de mis principios, pero como la mayoría de mis amigas tenía

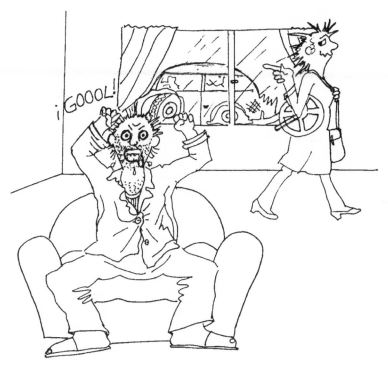

—Querido... choqué un poquito el auto...

uno y me contaban sus experiencias, al fin me convencí y, a pesar de que tantas veces las había criticado, cuando se me presentó la oportunidad, me rendí a los encantos de este nuevo amor.

Es un negrito divino: menudito, juguetón pero fuerte, potente y fiel. Por sobre todo compañero y querendón. Se lo pasa juntito a mí, me roza la mejilla, me acaricia el oído. Siento que lo tengo en la palma de la mano y lo manejo como quiero porque entre nosotros hay buena comunicación. Tiene tacto, es fino, delicado y sensible y siempre está listo para mí.

Yo también lo atiendo, conozco sus códigos y sus bemoles. Somos uno para el otro aunque reconozco que es un vicio caro y a veces me cuesta bancarlo. Ha llegado a convertirse en una adicción. De todos modos, soy responsable y me cuido, porque no quiero sorpresas. Sé que abusar puede resultarme peligroso.

No voy a negarlo, también tenemos nuestros desencuentros. A veces siento que se le acaban las pilas y sobrevienen silencios prolongados y falta de diálogo. Creo que se debe a que no puede adaptarse a algunos ambientes o a que yo pongo cierta distancia. Entonces sobreviene la incomunicación.

Por suerte, para esos casos tengo al otro, el de siempre, ya que jamás renegué de él. ¡Cómo podría si con el viejo tenemos toda una vida en común, y compartimos tantas cosas!

Aunque es un aparato y vive enchufado, cuando lo necesito, está. Más aún, es mi cable a tierra y me da seguridad.

La verdad es que ambos se complementan y yo soy feliz con los dos. Es más, no podría vivir sin ellos: mi celular y mi teléfono."

Texto para meditar y visualizar

"Era un marido perfecto: nunca recogía nada del suelo, ni apagaba la luz ni cerraba una puerta. En la oscuridad de la mañana cuando le faltaba un botón en la ropa ella le oía decir: 'Uno necesitaría dos esposas, una para quererla y otra para que le pegue los botones.' Todos los días, al primer trago de café y a la primera cucharada de sopa humeante, lanzaba un aullido desgarrador que ya no asustaba a nadie, y enseguida un desahogo: 'El día que me largue de esta casa ya sabrán que ha sido porque me aburrí de andar siempre con la boca quemada'."[19]

En términos generales las separadas podrían agruparse en dos categorías:

- Las que se ocuparon siempre de resolverlo todo porque no pudieron delegar nada. Éstas no notan mucho la diferencia en su cambio de estado civil.

- Las que nunca se ocuparon de nada y tienen que aprender que existen temas terrenales tales como impuestos, servicios, bancos, débitos automáticos, etc. Éstas son las que, además, suelen enterarse, tarde, de la existencia de sociedades anónimas creadas por sus ex maridos, a sus espaldas, mientras ellas navegaban por el limbo.

De todos modos, o vos o él, o los dos juntos, alguien tomó la decisión. En este caso, por razones de conveniencia literaria suponemos que fuiste vos.

Te separaste, te sentís aliviada, te sentís sola. Finalmente llega el día en que:

1. Ya arreglaste todo después de una conversación tranqui entre los dos. Seguís tu vida.

2. Ya arreglaste todo después de una guerra comparable a la de los Roses. Estás muerta, te estás instalando. Tu abogado se ve rozagante y cambió el auto.

3. Buscás un dios que te ame, mime, malcríe. Tiene que ser buen tipo, alto, joven, rico y admitir ser novio cama afuera. Todavía no tuviste tiempo de estudiar el mercado.

4. Empezaste a estudiarlo. Te vas dando cuenta de que si eliminás de tus posibles candidatos a los casados (por razones prácticas más que morales), a los gays (por razones obvias), a los imbéciles (por razones de autoestima), a

---

[19]*El amor en los tiempos del cólera*, Gabriel García Márquez, Sudamericana, Buenos Aires, 1985.

los muy jóvenes o viejos (no sabés bien por cuáles razones), o a los que solamente miran a mujeres de menos de 35 años, no queda mucho.

5. Estás llegando a la conclusión de que para encontrar un dios la única alternativa que va quedando es empezar a hacer jogging por el Olimpo.

6. No encontrás ningún hombre ni con lupa (aunque concedas que sea bajo, gordito, pelado, no tenga un mango ni para un café y a veces no parezca tan buen tipo como al principio).

7. Llegaste a la conclusión de que la mejor alternativa posible es un amigo gay que te acompañe a todas partes y comparta tus confidencias. Tenés razón. Adelante, no pierdas tiempo, es una buena opción.

Nota: no te recomendamos salir a buscar hombres con una linterna como Diógenes. A esta altura es mejor verlos con poca luz. También podríamos jurarte que quedan pocos como Serrat que "porque te quieren a ti dejan los montes y se vienen al mar". Y aunque se suele decir que si tiene que aparecer, va a aparecer, la experiencia demuestra que un poquito de ayuda al destino no hace daño.

Cuando por fin encuentres a alguien que te parezca que se aproxima a tu ideal, para mayor seguridad podés aplicar el TIC (Test Inmediato de Constatación): preguntate si estás dispuesta a compartir el baño y el placard con él.

El siguiente relato de Sofía Z. nos demuestra que, como diría Serrat, "De vez en cuando la vida se nos brinda en cueros./ Y nos regala un sueño tan escurridizo/ Que hay que andarlo de puntillas/ Por no romper el hechizo."

LA CITA EN EL CAFÉ

"¿Por qué no?", le contestó con tono indiferente. "Me pongo de nuevo los zapatos y voy. ¿Te parece bien si nos encontramos once y cuarto en La Pérgola?" "De jeans nomás", contestó él. "OK."

"De jeans nomás", se dijo, "pero ¿con qué? Con camisa, con suéter no porque si me pongo nerviosa transpiro. Una camisa de seda con aspecto descuidado pero que se vea que no es cualquier cosa. Y el saco de cuero. Para no parecer una vieja. ¿Cuántos años tendrá? Tiene aspecto juvenil como todos los que navegan. O me lleva un par de años o se los llevo yo".

Terminó de cambiarse en cinco minutos. No le iba a decir nunca que se había puesto de mal humor al ver que no llamaba a la hora convenida. Ni que estaba en camisón, terminando una copa de vino y viendo una serie de televisión en la cocina cuando sonó el teléfono. Menos aún que había pensado decirle que ya era tarde para salir. ¡Tarde! Era la hora en que las chicas se empiezan a cambiar para salir a las dos de la mañana.

Sacó el auto de la cochera y salió a la avenida, tratando de conducir despacio para no llegar demasiado temprano. Quiso imaginarse, mientras se miraba en el espejo retrovisor, cómo sería el encuentro. Realmente casi no se conocían, aunque lo había descubierto mucho tiempo antes en las reuniones de consorcio del departamentito de la playa. Era decidido, atractivo y estaba muy obviamente dedicado a jugar a la seducción. Del aburrido grupo de las asambleas de consorcio era el único que recordaba, el que le había parecido más inteligente y sensato. El más atractivo, también. Después había aplicado autocensura: "Es casado, olvídate".

Se dio cuenta de que estaba más nerviosa de lo esperable; le transpiraban las manos en el volante. Delante de un semáforo, para serenarse, intentó pensar qué iba a tomar. Alcohol nada para no tener sueño. Mezclas no. Jugo no por no parecer infantil (no se podía olvidar nunca de la escena inolvidable de "La Tregua", donde la chica pide Vascolet y él se siente un violador).

Llegó, estacionó y creyó verlo esperándola en la puerta. No, era el cuidador de autos. "Sería lindo encontrar alguna vez un loco de aquellos que la esperan a una con tres docenas de rosas rojas en los brazos", pensó.

73

Cruzó la puerta tratando de dominar la incomodidad de una situación que le costaba manejar. Hacía tanto tiempo que no se encontraba en una confitería con un hombre por el hombre mismo. Sin razones de trabajo o de intereses comunes. En treinta segundos pasó por todas las dudas del mundo. "¿Y si no viene, o no le gusta como estoy vestida, y si no es cierto que se está separando, y si me engancho y vuelve con su mujer? ¿Y si dejo de pensar pavadas?", se dijo mientras terminaba la vuelta del local para comprobar que aún no había llegado. "Ni siquiera en una ocasión como ésta logro llegar tarde y hacerme la interesante", pensó. Se sentó a una mesa sin dejar de preguntarse qué debía hacer. "¿Me siento con displicencia y cara de esperar a alguien o sería mejor que fuera a la barra? Si voy a la barra por ahí piensan que estoy de levante. ¿Y si hay alguien conocido?" Miró de nuevo alrededor para confirmar que no estaba. Cruzó veinte veces las piernas, miró el reloj tres veces seguidas, se acomodó el cuello de la camisa. Esa manía de sentirse vigilada. Era probable que ni siquiera hubieran notado su presencia y, sin embargo, le parecía que todos la miraban. Esa otra manía de llegar puntual.

Un mozo grandote con el saco a punto de estallar le preguntó qué iba a tomar. "Nada, gracias, espero a una persona." Estaba muy cansada. Las últimas semanas habían sido muy duras. Una mezcla complicada de sensaciones entre la euforia de la mudanza, la alegría de mirar el río por las ventanas y el agobio de no terminar con el papeleo de un divorcio que la llevaba lentamente al hartazgo. Una cosa, sin embargo, era clara. En adelante, solamente placer y alegría. Nunca más situaciones insoportables ni concesiones. Había quedado demasiado lastimada.

Por eso, la situación adolescente ("¡Dios mío", pensó, "hace cuántos años que no tengo que ejercer activamente el trabajo de la seducción!") de encontrarse con alguien poco conocido, casi a ciegas, en una confitería, tenía una gran virtud: la hacía sentir treinta años más joven.

Lo vio venir sonriendo y confirmó que era agradable y

juvenil como lo recordaba. Se preguntó si él también estaría sintiendo cierta inseguridad. Pero no hubo tiempo para más. Se corrieron a una mesa donde la música no molestara y empezaron a contarse y comparar sus situaciones personales, a relatar las características principales de sus vidas. Sabían muy poco uno del otro, aunque la experiencia le decía que él como era abogado debía saber más de ella que lo que sabía ella de él.

Sin demasiado esfuerzo, sobre la taza vacía de café (sí, finalmente había pedido café) estaban por dar las dos. Decidieron salir a caminar un rato. Fueron menos de tres cuadras pero algo le decía que los dos tenían ganas de abrazarse, de tomarse por la cintura y no se animaban. Llegaron de vuelta al auto y él decidió volverse caminando. Se saludaron y se dieron un beso. La forma en la que él la besó prometía futuros paraísos.

Puso el motor en marcha y pensó: "Todo llega cuando es el momento oportuno. No es un mal debut para una adolescente de cincuenta y dos". Tomó la avenida de vuelta sonriendo, convencida de que él estaba tan asustado como ella.

Texto para meditar y visualizar

Este trozo literario, que debiera ser de estudio obligatorio en las escuelas, se incorpora como una contribución al mejor autoconocimiento de las mujeres. Pertenece a "Diatriba de amor contra un hombre sentado", de Gabriel García Márquez, uno de los dos hombres de nuestra época que mejor conoce a las mujeres. (El otro es Woody Allen, por si no te acordás).

"Vas a cumplir medio siglo de vida y todavía no has descubierto que a pesar de los viajes a la Luna, a

pesar de las seis suites para chelo solo, a pesar de tantas glorias del alma los seres humanos seguimos siendo iguales a los perros. Todavía soy consciente de cómo
me miran los hombres (y algunas mujeres por supuesto), de cómo me eligen a distancia y se abren paso en
la muchedumbre y vienen hacia mí, y me saludan con
un beso que a todo el mundo le parece convencional,
pero que no siempre lo es. ¡Qué va! La mayoría lo hace
sólo para olfatearme, como los perros de la calle, y las
mujeres tenemos un instinto para soltarles a unos un
olor que les dice que no, y para soltarles a otros un
olor que dice que sí. Entre la gente que conocemos,
aun entre los amigos más íntimos, cada mujer sabe
quiénes son los hombres que sí, y ellos también lo saben. Es una comunidad unida por un pacto confiden-
cial del cual nunca se habla, y quizás no se hablará
nunca, pero que está ahí, siempre alerta, siempre disponible por si acaso.

De manera que llegado el día no ha de faltar un
hombre que me ame de sobra para despertarme de
amor cuando me haga la dormida, para que tumbe la
puerta del baño cuando lo esté haciendo esperar demasiado, para que no le asuste ser vampiro en una
que otra luna y que sea capaz de hacerlo como sea y
donde sea y no solamente en la cama como los muer-
tos. Que esté preparado para recibir la inspiración del
Espíritu Santo en mitad del almuerzo y que yo se lo
vea en el fulgor de sus ojos, y se me quite el hambre
con un nudo en la voz, y tapemos los platos para que
no se nos enfríe la comida mientras vamos al cuarto y
volvemos. Un hombre que no deje de hacerlo conmi-
go porque se imagina que no quiero, sino que me obli-
gue a querer hacerlo aunque yo no quiera, a todas
horas y en cualquier lugar, como sea y por donde sea,
debajo de los puentes, en las escaleras de incendio,

en el retrete de un avión mientras el mundo duerme en medio del Atlántico, y que aun en las tinieblas exteriores o en los finales más ciegos sepa siempre que soy yo la que está con él, y que soy yo y ninguna otra la única que fue mandada a hacer sobre medidas para hacerlo feliz y ser feliz con él hasta la puta muerte".

VIUDA

Te va a parecer raro este razonamiento pero tu situación, aunque triste, es de las más prestigiosas. Tu status no tiene comparación frente a las separadas/divorciadas. Y tiene una ventaja adicional: todo el mundo parece preocuparse por presentarles viudos a las viudas (cosa que podemos jurarte que no sucede en otras categorías).

Lo que sí nos gustaría es avisarte que últimamente el panorama ha cambiado. Digamos que cambió la polaridad. Los muchachos, sí, ellos son ahora los que hacen el jueguito histérico de "bañame pero no me mojes". Si avanzás se asustan y reculan. Si te quedás, hacen caritas pero no avanzan ni definen, más vale pasan de largo. Es bueno que lo sepas.

Un comentario ineludible de Irene L., viuda reciente:

"Estaba esperando que llegara una amiga al cine, un sábado por la noche y me entretenía viendo pasar a la gente. Tras mirar un buen rato me di cuenta de que era preferible la dura incertidumbre de mi mañana frente a ese catálogo de agobios en pareja que desfilaba frente a mis ojos. Unos parecían estar 'paseando a la bruja', otras miraban las vidrieras seguidas por una sombra que sostenía las entradas. Pero lo que más me impactó fue comparar sus miradas paralelas con los gestos tiernos de las parejas de adolescentes que circulaban por la vereda."

SUEGRA

Tu hija/o se casó. Le pasa a todo el mundo pero vos te sentís única. ¿Cómo es esto de que me reemplazan?, te preguntás en noches de angustia. La única contestación posible es que es la ley de la vida. Y cuanto mejor te lo tomes... bien para todos. Finalmente no es más que ampliar la empresa con sucursales. Pero, como veremos a continuación, también ser suegra requiere un aprendizaje.

A poco de cumplir cincuenta, y en vísperas del casamiento de su hijo, Graciela A., estudiosa profesional y destacada participante en cursos, jornadas y talleres de extensión cultural, recibió la siguiente información:

Distinguida Licenciada:
Tenemos la enorme satisfacción de anunciarle que ha sido aceptada como miembro titular de la APAS (Asociación Para la Actualización de las Suegras). Simultáneamente se ha hecho acreedora a una beca para realizar el curso de posgrado sobre "Las relaciones interpersonales en la suegrez" que, según tenemos entendido, usted hace mucho deseaba cursar sin que estuvieran dadas las condiciones.

Habiendo regularizado su situación podrá asistir a este curso que tiene un programa ambicioso y muy actualizado ya que enfoca la problemática de la suegra desde la objetiva perspectiva suegril.

Se desarrollarán los siguientes temas:

I. NUERAS: su clasificación

a. nuerita encantadora
b. nuera con mucha personalidad
c. ésa
d. nu – era para mi hijo

II. SUEGRAS: su clasificación

a. mamá
b. señora
c. bruja
d. otras clasificaciones
   d_1) Escuela alemana: ¡Aj!
   d_2) Escuela rusa: Estorbo

III. LA SUEGRA Y LA SUPERVISIÓN DEL HOGAR

a. Técnicas para el control del polvo sobre los muebles.
b. Abordaje sistémico para la detección de manchas y descosidos en la ropa del hijo.
c. Control de calidad y cantidad en la alimentación del hijo:
   c_1) Estrategias múltiples para caer de sorpresa.
   c_2) Diferentes formas de peritaje de heladera, alacena y freezer.
d. Vigilancia y constatación de que los adornos regalados por la suegra sean exhibidos, como corresponde, en un lugar privilegiado del hogar de la feliz pareja.

IV. DÍAS DE VISITA

a. Planes abiertos y cerrados.
b. Conveniencias y perjuicios de ser local o visitante.

V. EL COMPLEJO DE MADRASTRA DE BLANCANIEVES

Sublimación o potenciación del odio cuando el hijo admite que hay alguien más linda y más inteligente que su propia madre.
Taller: Elaboración del shock provocado por la toma de conciencia de que la nuera cocina mejor que la mamá del nene.

VI. PRIVILEGIOS DE LA SUEGRA

a.preguntar a la pareja, tantas veces como crea conveniente y esgrimiendo actitudes picarescas, ansiosas, admonitorias o simplemente curiosas "¿Para cuándo la cartita a París?"
b. Opinar sobre decoración, economía, horarios, gastronomía y educación de los nietos.

• Se otorgará el título de "Suegra Senior".
• El plantel docente está integrado por eminentes suegras del país y del exterior.
• Las egresadas más destacadas podrán optar por realizar una pasantía en países asiáticos del Tercer Mundo donde, como es sabido, las suegras adquieren el máximo nivel de excelencia.

ABUELA

Si ya sos suegra, es muy probable que un día de éstos te enteres de que los chicos están embarazados. No te dejes sorprender cuando llegue el momento. Aceptalo sabiendo que ser abuela va a sacudirte como un tornado, no importa lo que hayas vivido hasta ese momento. Como dirían tus nietos, *es muy fuerte ser abuela*.
Por lo tanto no te va a venir mal leer este pequeño

"Test Inmediato de la Abuela Perfecta" para ver si tu CA (Coeficiente de Abuelidad) es suficientemente elevado. Por los excelentes resultados, esta prueba creada en nuestro país fue adoptada por la UNESCO para los demás países del mundo.

I. TE ENTERASTE DE QUE VA A NACER TU PRIMER/A NIETO/A

a. Te emocionaste hasta las lágrimas.
b. Se lo contaste a la cajera del supermercado y al señor que cuida el estacionamiento.
c. Estuviste en las nubes una semana.
d. Pensás que te vendría bien hacerte un pequeño retoque en los ojos (para parecer más joven).

II. NACIÓ TU NIETO/A

a. Reviviste el milagro de tu primer hijo.
b. Considerás que los chicos hacen todo mal con ese pobre bebé.
c. Te mordés la boca para no hablar y decir las mismas cosas que decían tu madre y tu suegra en su momento.
d. Pensás que deberías hacerte una aplicación de siliconas (para salir mejor en las fotos).

III. TE PIDIERON QUE LO/A CUIDES PARA IR AL CINE

a. Te dio un ataque de pánico.
b. Te olvidaste todo lo que sabías hacer con un bebé.
c. Te pusiste a llorar cuando tuvo un berrinche.
d. Pensás que te haría falta un lifting parcial (para borrar las marcas de tanto estrés).

81

IV. COMO NO PRECISÁS EDUCARLO/A ESTÁS CONVENCIDA DE QUE:

a. Se puede comer helado a las diez de la mañana porque contiene mucha leche.

b. Se puede cenar chocolate porque repone muy rápido las energías.

c. No hace falta bañarse si son las once de la noche, uno está cansado y quiere ver otra vez el Rey León.

d. Es una suerte que tenga casa y padres propios porque si no necesitarías un lifting total para reponerte de seguirlo doce horas por la casa.

EVALUACIÓN

Si contestaste *Sí* a todas las preguntas y tus hijos te miran asombrados y furiosos como si hubieras perdido la razón sos totalmente normal, tu CA es superior al promedio y es muy posible que estés precisando un lifting.

"DIJES Y DIRETES"

Nos consulta Viviana F.

"Mis amigas llevan con orgullo dijes por cada uno de

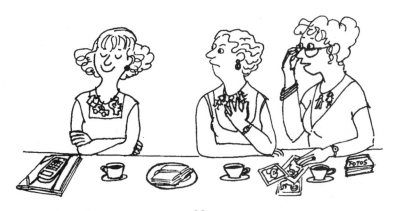

sus nietos, informando cantidad y sexo de su descendencia como si fueran medallas al mérito. Yo también quisiera hacerlo, pero no tuve hijos ni nietos pues sólo me dediqué a mi profesión.
¿Qué puedo hacer?"

Respuesta: *¿Por qué no probás colgarte dijes de tus títulos, ex novios, maridos o amantes?*
Si bien eso no compensaría tu falta de abuelidad, te haría más interesante y atractiva.

Un aporte de Dolores F.

"Mi amiga Dorita salió a hacer compras para sus nietos:

A su nieto mayor lo había escuchado siempre decir que necesitaba sacar copias para el colegio. Pensó que ella aún tenía el mimeógrafo que usaba para las prácticas del magisterio. '¿Para qué gastar si aún estaría nuevito, guardado en la baulera?' '¡Qué contento se va a poner Jonathan cuando vea el mimeógrafo!', pensó. Y ella se lo enseñaría a usar ya que para algo era maestra.'

A Tomás le eligió un chaleco salvavidas. Todo el tiempo oyéndole decir que se pasaba las horas navegando por Internet. ¿Por dónde quedaría ese río? Salir a navegar sin un salvavidas es peligroso. Los padres de Tommy deberían estar agradecidos de que ella pensara en todo.

A su nieta menor le compraría un muñeco Mickey. Su nuera le había comentado lo preocupada que estaba Paola porque se le había roto el mouse. '¡Qué inocente criatura, tiene once años y aún le gusta jugar con muñecos!'

A Sebastián le eligió un traje de explorador porque siempre lo oía hablar del Explorer con su hermana. Se lo merece pues parece que en la escuela trabaja con el monitor. 'Salió evidentemente a la abuela', pensó. ¡Ella también fue elegida monitora por su maestra en primero superior!

Eso sí, los regalos se los llevará la semana que viene, porque le comentaron que andan con un virus y ¡no es cuestión de contagiarse!"

AMA DE CASA

Amas de casa somos todas, nos guste o no. Se puede pertenecer al grupo de asumidas/disfrutadoras o al de renegadas/emboladas, pero las alegrías y padecimientos suelen ser bastante parecidos. La farra es salir a comer afuera; la joda, que caiga toda la familia.

TRISTEZAS ELECTRODOMÉSTICAS

Ésta es una versión condensada de una interesantísima colaboración enviada por Élida V. "Quisiera saber si a Uds. les sucedió algo parecido en estos días invadidos por botones, perillas y lucecitas rojas y verdes.

Una mañana leí en el diario que había una oferta de planchas cerca de casa. Pensé que era hora de cambiar la noble plancha vieja que me acompañaba desde que me casé y partí en dirección al negocio. Una vez allí, me dejé deslumbrar por el diseño futurista, el vaporizador, el termostato de doce temperaturas, el apoyo anatómico, la luz de encendido. Al lado de mi vieja plancha plateada, gordita y de mango negro era casi como un auto.

La miré, fascinada (no tanto por el precio...) y, sintiendo que traicionaba a mi fiel plancha anterior, caí en las garras de la nueva. Pagué la primera cuota y partí feliz de vuelta a casa.

Como soy ordenada abrí la caja con cuidado y busqué el manual de uso. Primer error. Sólo había tres folletos, uno de garantía, uno explicando que sólo debía usarse con 220 W (como si en una casa normal hubiera otra cosa disponible) y el tercero con un gráfico totalmente ininteligible de cómo llenar el recipiente de agua destilada (que por supuesto no tenía en casa).

El dial del termostato indicaba los tipos de tela. 'Si lo pongo donde dice algodón puedo planchar pañuelos', pensé, y traté, ingenuamente, de enchufarla. Segundo error, porque por más vueltas que diera, era imposible conectarla al tomacorriente de la pared y que la plancha llegara a la mesa. Le faltaba como un metro de cable. No quise entregarme así nomás. Busqué la tabla de planchar que no usaba desde hacía unos diez años, la arrimé a la pared y ¡oh sorpresa! pude enchufar mi nueva plancha aerodinámica, de mango blanco y tanque vacío por falta de agua destilada.

'¿Quién habrá calculado el largo del cable de esta plancha?', reflexioné. Y me contesté a mí misma: 'El mismo ingeniero que diseñó mi máquina de coser, mi freidora, mi horno y mi heladera, podría asegurar sin conocerlo. Por no hablar de la procesadora, el molinillo de café y la aspiradora.'

Yo siempre estoy dispuesta a probar los aparatos que aparecen para, supuestamente, facilitarnos la vida. A los dieciséis años manejaba un auto (podía cambiar una goma y sabía vagamente lo que eran un carburador y una bujía). A los dieciocho empecé a luchar con una máquina de escribir eléctrica. A los veintidós me casé y tuve que aprender a usar un lavarropas que si no lo miraba fijo desbordaba desde el tercer piso hasta la planta baja, una batidora para la cual me faltó un curso acelerado de ingeniería pero que batía bastante bien las claras y, cuando ella quería, picaba carne o hacía jugo de naranja en medio de un estruendo digno de la Obertura 1812. La vida siguió su curso con cierta tranquilidad, acompañada por un televisor (blanco y negro por supuesto) que tenía sólo seis perillas: on, off, brillo, contraste, vertical y horizontal.

Hasta que llegó la época de la plata dulce y partimos, como todos, a conocer las perillas y mecanismos robóticos del mundo. De esa época son nuestro freezer y el horno de microondas. (Debo decir que agradecí los años en que mis padres me torturaron para que aprendiera idiomas porque los manuales venían solamente en inglés o francés, traducidos del japonés.) Los chicos convencieron al padre para que comprara un equipo de sonido y cambiara el televisor por uno de color. Mientras tanto yo empecé a desarrollar una sensación nueva, parecida a una enfermedad mental

85

que no vacilaría en llamar aislamiento digital. En otros términos, diría que me superaron los botones. Porque mi grabador, que decía *grabar – escuchar – apagar* fue reemplazado por un aparato de tres pisos con exactamente treinta y siete perillas con indicaciones tan claras como *bal – equal – on – vol – off – hi – lo –* etc. El contestador telefónico fue cambiado por otro, lleno de botones, claro, y del que no pude superar la etapa del *on – off – rew.* Todavía me falta aprobar el curso del *ff – rew – cue.*

Luego entramos en la era de la videograbadora. '¿Cómo, díganme cómo, podía un espíritu sencillo como el mío, que había pasado por una etapa infantil atípica de lectura sin televisión, dominar un aparato que graba un canal mientras transmite otro, con tres luces rojas y una verde, once perillas diferentes y una tapita detrás de la cual se encuentra un control igualito al comando central de la NASA?'

No pude. Me limité a pedir que me graben algo cuando lo preciso. Y como en general nadie atiende mi pedido, sigo leyendo bastante.

También tengo un horno con una luz que no alcanza para ver si la torta se quema, quemadores tan engorrosos que si se vuelca la leche prefiero irme corriendo de casa antes que limpiarlos, una máquina de coser cuyo prensatelas inevitablemente me rompe las uñas, una heladera en la que nunca caben suficientes botellas, una aspiradora a la que se le sale la manguera a cada rato y que, para compensar, cuando trabaja más de diez minutos se tapa totalmente y hay que sacudirla. También tengo una freidora que es mejor tirarla que limpiarla, un lavarropas mucho más moderno que el anterior que se alimenta de enjuague celeste cremoso pero que jamás deja las toallas suaves y un lavavajillas que decide qué días de la semana va a enjuagar bien los vasos. Diseñados, obviamente por el mismo ingeniero, hombre, del que hablábamos antes.

Lo que me lleva a una especie de nostalgia genética cuando recuerdo a mi abuela amasando tallarines caseros en la cocina de su casa. Con el palote hacía todo."

MADRE

Como es de conocimiento popular, madre hay una sola. Esto representa un inconveniente de tipo técnico, porque no alcanza. Es más, existe un problema de diseño. Si las madres hubieran sido construidas como pulpos con ocho brazos, todo sería más fácil para ellas. La situación no mejora demasiado con el paso de los años. Varían las situaciones pero siguen sin alcanzar los brazos.

MAÑANA DIFÍCIL

Una confesión íntima de Marta P. que nos mereció un comentario.

"Seguramente te pasó algo así", nos relata:

"Te levantaste mal dormida, te golpeaste con la esquina de la cama, se te hizo un moretón de los que duran quince días y que hacen que todos te pregunten: '¿Te pegó tu marido?'

Llegaste a la cocina en busca de un café que te resucitara para descubrir que solamente faltaban patitos para completar el cuadro provocado por el lavarropas que estuvo perdiendo agua toda la noche. Juntaste fuerzas y secaste todo mientras se quemaban las tostadas y se volcaba la leche. Uno de los chicos entró gruñendo por sus zapatillas y el otro preguntando '¿Por qué nunca encuentro los calzoncillos?' Tu hija, habitualmente alegre, apareció protestando porque la remera que se quitó la noche anterior no estaba lavada y planchada.

Decidida a sobrevivir, viste el baño desocupado y quisiste aprovecharlo. Te miraste al espejo y sólo pudiste emitir un alarido de troglodita y correr al teléfono para preguntarle al médico si la fealdad es una enfermedad terminal.

Bueno, sí, hay mañanas de las otras, en que cantan

los pajaritos, tu marido se afeita silbando (y no protesta porque el café está muy caliente y no te pide que le busques la camisa que se quiere poner) y los chicos llegan sonriendo al desayuno. Por alguna razón, estas últimas escasean, por lo menos en mi caso.

A veces me acuerdo de una señora que iba a la plaza donde yo llevaba a mis chicos. Nunca supe su nombre, pero estaba siempre allí. Jamás llegaba corriendo después de haber hecho cien cosas ni tenía que regresar apurada porque la esperaba un plomero que si se desencontraba con ella no iba a volver nunca más. O su casa no tenía caños, o no tenía artefactos eléctricos, o se debe haber aburrido mucho durante esos años.

Yo nunca sé qué me deparará el mañana. Cuando pienso dormir un rato más alguien me pide que lo despierte a las seis para estudiar. Cuando decido tomar el té con una amiga, mi marido necesita que le haga trámites urgentes, se descompone el auto y un chico tiene fiebre. Eso si todo está tranquilo. En casos peores un albañil pica una pared, el técnico del televisor dice *kaputt*, y los carbones para la bomba del agua (no hay ni una gota en el tanque) se consiguen sólo a 20 kilómetros de casa. Completan la escena ocho personas que vienen a cenar para cerrar un negocio importante.

Hay días, efectivamente, en que cuando mi marido pregunta '¿Cómo te fue hoy?', la única respuesta que me nace es un alarido que dejaría sordo a Tarzán."

Querida Marta P.:

Como no hay que ser negativa porque los pensamientos negativos arruinan el humor y la piel, queremos hacerte notar que tu situación, común a muchas otras mujeres, tiene algunas ventajas:
- *Con ese ritmo es probable que no engordes, porque comés poco, mal, parada, hablando por teléfono (y además porque todos los digestivos conocidos son de bajas calorías).*
- *No necesitás clases de gimnasia ni gastar en una*

bicicleta fija; con subir y bajar las escaleras, cargar y descargar la compra del supermercado y entrar y salir de la casa treinta veces por día alcanza para competir en las Olimpíadas.

- *Ahorrás bastante dinero en remedios porque cada vez que consultás al médico te dice que no tenés nada y te da Lexotanil de 3 mg.*

EL NIDO VACÍO

Un nuevo aporte de Juanita F., que sigue yendo al taller literario.

A la playa yo llegué
a pasar mis vacaciones.
Proyectos e ilusiones
de descanso elucubré.
Con mil sutiles sermones
a mis hijos les rogué
el veranear en familia
y convencerlos logré.

Sin siquiera consultarme
y sin consideraciones,
mis hijos, que son sociables,
a todas sus amistades
cursaron invitaciones
que fueron bien aceptadas;
y ante mi vista azorada
fueron cayendo malones
de jóvenes veraneantes
que sin dudar un instante
se acomodaron contentos
en las camas y sillones.
...y del veraneo en familia
quedaron sólo ilusiones.

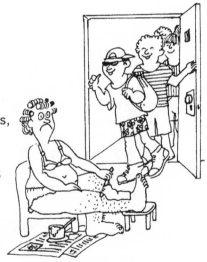

—*Ma, cambiamos los planes, vinimos a comer a casa.*

89

Para colmo de males,
visitantes y locales
me usurparon las revistas,
la televisión, los diarios,
la heladera, hasta la radio.
Al coche sólo lo vi
cuando cambié el lubricante.
El desorden imperante
en el que me sumergieron
hicieron muy vacilante
mi paso por sus guaridas:
suciedades escondidas,
medias amenazantes,
platos sucios de comida
arena por todas partes
las luces siempre encendidas
la música retumbante
y en poco más de un instante
¡modificaron mi vida!

De pronto me convertí
en lavandera y mucama
telefonista experta,
cocinera diplomada,
secretaria, abrepuertas,
cadete, recepcionista,
boy-scout que siempre está lista
para zafar imprevistos.
Heladera siempre llena.
Estantes siempre provistos.

Hasta que llegó un día
en que sin explicaciones,
locales y visitantes
a cumplir obligaciones
de pronto todos se fueron:
estudios, otras funciones

90

una novia que se extraña...
Y sola como ermitaña
terminé mis vacaciones.

¡Qué triste quedó la casa!
¡Qué silencio en los rincones!
La tarde se adormecía
en los callados balcones
y amanecía temprano
sin quejas ni discusiones
en un orden desvelado.

Y a la calle yo salí
llorando mi desconsuelo
¡que tanto los extrañaba!
¡que cuánto y cómo los quiero!
¡que aunque alteran mi vida
en casa yo los prefiero!
Con su desorden, sus ruidos
sus horarios, sus visitas
su indolencia y desapego
su irresponsable osadía.
¡Que los extraño y no puedo
vivir sin su compañía!
¡Que la casa está muy sola!
¡Que la casa está vacía!

Que no hay compras, ni corridas
que soy dueña de mi casa,
de pasearme en camisón,
de discutir a mis anchas
ante un cambio de opinión.
Puedo elegir los programas
de radio y televisión.
Que lo que dejo ordenado
lo encuentro cual lo dejé.

¡De la torta que compré
aún me queda un pedazo!

Y entonces mientras lloraba
por lo sola que yo estaba
en el espejo me vi:
y noté con desaliento
que cuanto más me afligía
la nariz más me crecía,
como al Pinocho del cuento.

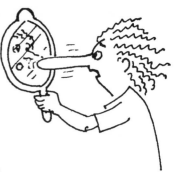

EL NIDO DEMASIADO LLENO

Angustioso relato de Otilia W.

"Estoy desesperada:

Mi hijo y mi nuera están refaccionando su casa, por lo
que se acomodaron en la mía, junto con sus tres hijitos de 2,
4 y 5 años, mientras dure la refacción que ya lleva dos meses.

Mi nuera está encantada, porque tiene la posibilidad
de salir todas las noches, ya que —dice— puede dejar con
confianza y tranquilidad a los chicos pues 'nadie los cuida
mejor que la abuela'.

Por las tardes, ella que es tan sociable, invita a sus
amigas con sus hijitos para que los chicos se entretengan.

Por otra parte mi hija, que vive en Córdoba, al enterarse de que tengo visitas, ha decidido 'hacerse una escapadita'
para que los primitos se vean y, de paso, ya que cuido a los
hijos de su hermano, me haga cargo también de los tres de
ella, situación que aprovechará para seguir unos cursos in-
teresantísimos que se dictan en la Capital.

Amo a mis hijos, adoro a mis nietos, me 'llevo' con mi
nuera, pero tenerlos a todos juntos me supera.

Por otra parte, temo herir sus sentimientos, que mis
hijos dejen de quererme y que mi nuera me critique y me
ponga en contra de mis nietos y de mi hijo si les digo que
me siento invadida.

He pensado en emigrar, suicidarme, o emborracharme. Aconséjenme. ¿Qué puedo hacer? ¡Somos once en casa!"

Respuesta: *Todo menos emborracharte. Corrés el riesgo de ver doble.*

VÍCTIMAS DEL DR. SPOCK

Esta observación se la debemos a la señora Lina D. y a algunas de sus amigas. "De repente una mañana... llegó el Dr. Spock. Desde la brillante contratapa de su libro, que enseguida fue de cabecera, su sonrisa bonachona invalidó los métodos que le habían servido a mi bisabuela, a mi abuela y a mi madre para educar a sus hijos.

Mis amigas y yo lo leímos con devoción para saber cómo realizar la próxima movida en el tablero de la relación con nuestros chicos. Y nos sentimos modernas, innovadoras, casi revolucionarias. Aun cuando tuvimos que dejar que los párvulos caminaran por los sillones del living (porque la casa era para que la disfrutara toda la familia), que tocaran las paredes con los dedos llenos de dulce de leche (porque no había que inhibirlos en sus expresiones plásticas), que no juntaran sus juguetes (porque los juguetes no tenían que estar asociados a la rigidez del orden, eran para jugar como su nombre lo indica). Y que no se bañaran si no querían (porque en realidad no está escrito que hay que bañarse todos los días y menos que menos a la misma hora), y que comieran bananas y caramelos hasta que tuvieran ganas de comer carne y verduras (porque uno tenía que acordarse de lo traumático que había sido comer alimentos que no le gustaban) y que se acostaran a las mil quinientas cuando sus padres ya estábamos desmayados de agotamiento (porque si no teníamos que sentirnos culpables de que no participaran en la vida familiar), y, y...

¿Y nosotras, Benjamín? ¿Nunca se te ocurrió pensar

cómo quedábamos después de limpiar los tapizados de los sillones, sacar las manchas de dedos de las paredes, juntar los juguetes, intentar bañarlos cuando no se les veía el color de la cara, tratar de que comieran algo parecido a la comida y acostarlos antes de arrastrarnos a la cama? Pasaron los años, pasó de moda tu libro y ahora te precisaríamos para que nos contestaras qué hacer con estos niños educados siguiendo al pie de la letra tus consejos."

Pregunta Genoveva de Floresta: "¿Qué debo hacer, Dr. Spock, cuando mi hijo de veinticinco años que aún no desea irse a vivir solo, que no estudia ni trabaja, trae a mi casa (porque es su casa también ¿no?) a una atorrantita que me presenta como su novia y pretende que yo la adopte, pues sus padres la echaron de su casa. Ella se apropia del dormitorio de mi hijo, deja sus pelos en la pileta del baño, el toallón mojado tirado en el suelo y olor a tabaco en la habitación (que mi hijo, que no fuma, aspira durante toda la noche). Sale de la ducha con el pelo mojado ataviada sólo con la camisa que le regalamos al nene para su cumpleaños entreabierta y así se sienta a desayunar, preguntando si no hay torta dietética o yogur descremado. ¿Qué se hace, Dr. Spock, con esa niña, qué se le dice a ese hijo?"

"¿Qué hago, Dr. Spock", pregunta Marta de Belgrano, "con mi hija de diecisiete años que, resuelta a *vivir su vida* y *hacer su experiencia* nos presentó a su nuevo novio, su profesor de salsa, un cubano de treinta y ocho años con el que ha decidido irse a Cuba, usando sus ahorros para comprar los dos pasajes (el profesor es un artista y no tiene dinero). ¿Qué se hace, Dr. Spock, qué se hace?"

HIJA

Tener a los padres vivos es un privilegio aunque muchas veces, con el paso de los años, ellos terminen siendo como hijos nuestros. Es el momento de poner en práctica una segunda maternidad con el mismo amor y paciencia estrenados tantos años atrás con nuestros chicos.

INTERNAMOS A MAMITA

Rosalía es hija única. Su mamá tiene ochenta años y es locuaz, lúcida, inteligente, coqueta, independiente y testaruda. Por supuesto, no acepta tener a ninguna persona viviendo con ella. ¿Para qué necesita a alguien en la casa? ¿Para cocinarle, para tenerla sentada en el medio del living quitándole privacidad? Ella se arregla bien sola, no necesita a nadie. A nadie, salvo a Rosalía.

Su hija debe visitarla todos los días, hacerle compras y trámites y escuchar sus frecuentes quejas de aburrimiento, insomnio, constipación, diarrea, artritis y resfríos.

La mamá de Rosalía jamás quiso mudarse cerca de su hija y conserva su vieja casa de Floresta, que necesita constantes reparaciones ya que presenta problemas continuos de cañerías, humedad, calefacción, persianas que se atascan y artefactos que se descomponen. La casa de Rosalía presenta los mismos problemas pero en el barrio de Núñez.[20]

Hace unas semanas Rosalía, como de costumbre, fue a visitar a su mamá. La encontró descompuesta, mareada. Inmediatamente llamó a un médico de su obra social quien, tras revisarla, aconsejó internarla para detectar el problema.

Tras varios estudios, que por supuesto necesitaban la autorización de la obra social y que Rosalía se encargó de gestionar, llevar, presentar, hacer sellar, constatar, elevar, traer, volver a llevar por la falta de un sello y la omisión de una fecha y finalmente, presentar a la autoridad pertinente, se le diagnosticó un pico de presión (cuya causa, después confesó la frágil paciente, fue una pelea con la vecina).

---

[20] Floresta y Núñez son dos barrios de Buenos Aires muy distantes entre sí.

Los médicos opinaron que debía permanecer en observación algunos días más. Los periplos de Rosalía en lugar de ser punto a punto se convirtieron en excursiones triangulares: de su casa al sanatorio, de allí a la casa de su madre y regreso en idéntico itinerario.

La dulce señora, con el apuro de la internación, no había traído sus cosméticos. Obtenidos éstos, requirió el salto de cama rosado, después su camisón nuevo para recibir a las visitas. Había que pagar al diariero, descongelar la heladera, alimentar a los pajaritos, regar las plantas, avisarle a la vecina de al lado para que la fuera a visitar, cambiar la revista que le había traído porque no era la que le gustaba y renovar sus plazos fijos. ¿Había bajado las persianas por si llovía?

La mamá de Rosalía florecía entre los cuidados de las enfermeras, el descanso, la diversión del ir y venir de médi-

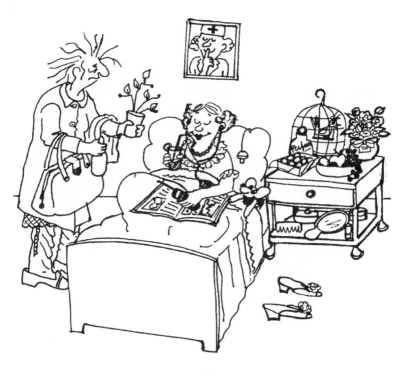

cos, las compañeras de sala con las que departía en los pasillos, las visitas de amistades y parientes y, por supuesto, de la hija que cada vez llegaba cargada con el último antojo de la dulce viejecita.

Finalmente la dieron de alta. Sana y rozagante quiso que la peluquera del sanatorio la tiñera y peinara y se hizo hacer las manos. La enfermera, estudiante de cosmetología, se ofreció a maquillarla y ella decidió estrenar el blazer azul que le habían regalado para su cumpleaños.

Rosalía, mientras tanto, demacrada, cansada, sin tiempo para maquillarse o peinarse, contracturada, encorvada por el esfuerzo de tanto trajín, fue a retirar a su madre.

Mamita, repuesta y lozana, partía del brazo de Rosalía, desgastada y exhausta.

La jefa de enfermeras, que recién se hacía cargo de la sala, se les acercó. Si bien no había tenido un contacto demasiado cercano con la paciente, quiso despedirla con alguna frase apropiada.

Tomando del hombro a la mamá de Rosalía, la llevó a un aparte y, mirando con ternura a Rosalía que, pálida y exánime, esperaba el remise, le dijo en obvia confusión: "Querida, su mamita se va a recuperar, no se preocupe."

EMPLEADA / PROFESIONAL / EMPRESARIA / AMA DE CASA / ESPOSA / HIJA Y MADRE (RAMOS GENERALES)

INVESTIGACIÓN

En una encuesta realizada entre concurrentes a los grupos de estudios del MAM (Mujeres de Actividades Múltiples) se les preguntó:

¿Cómo se siente intentando conciliar los múltiples roles de la mujer actual?

⇒ 50% contestó: "Cansada, muy cansada."

⇒ 10% contestó: "Logré conciliar el sueño pero no los roles."

⇒ 10% contestó: "Logré conciliar los roles pero no el sueño."
⇒ 10% contestó: "No tengo tiempo para encuestas."
⇒ 7 % contestó: "No logré conciliar nada."
⇒ 1% corresponde a: "No sabe, no contesta."
⇒ 12% no pudo contestar porque el chaleco de fuerza le impedía sostener el formulario.

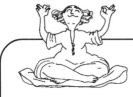

Texto para meditar y visualizar

EL SÍNDROME DE TÚPAC AMARU

¿Competir o no? Porque es cosa de varones. ¿Trabajar o cuidar a los chicos? ¿Estudiar o dedicarse a las tareas hogareñas? ¿Crecer y triunfar o dejar todo para que la competencia no arruine tu vida? ¿Brillar o no para no despertar envidia? En Buenos Aires, la mayoría de las mujeres que se destacan por sus emprendimientos se divorciaron. La estadística no es del INDEC[21] pero parece llamativa. Al mismo tiempo, casi el treinta por ciento de los hogares son uniparentales a cargo de una mujer. Esta estadística es del INDEC y parece llamativa. ¿Cómo se hace para no sentirse traidora y seguir adelante por el duro camino de los pioneros, construyendo roles nuevos? Casi seguramente recurriendo a madres, tías, hermanas, amigas, vecinas y empleadas, mujeres todas, que son quienes no suelen fallar en los momentos de crisis. En esos momentos se establece una red solidaria tácita regida por el principio de "hoy por ti, mañana por mí". Por alguna razón poco clara, en esas mismas crisis, el varón de la especie tiende a estar ocupado en otras cosas.

---

[21] Instituto Nacional de Estadística y Censos.

Capítulo 4

ESTUDIO COMPARATIVO DE DISTINTOS EJEMPLARES DE LA ESPECIE

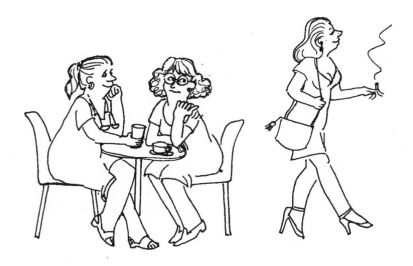

Reneé debe estar quitándose años. Dice que no necesita anteojos, que no le duele nada y que duerme hasta las 11.

La especie humana, como se sabe, es compleja. Por eso es interesante estudiar casos diferentes en los que se puedan comparar las reacciones de distintas personalidades ante un mismo estímulo importante. En el estudio siguiente la cincuentena ofrece datos de enorme valor informativo.

TRABAJO DE CAMPO. REUNIÓN DE EX ALUMNAS

Investigación, observación, evaluación y seguimiento de un grupo testigo que brinda serias posibilidades de análisis. Ofrece una excelente oportunidad para realizar un muestreo en un corte transversal de una población determinada. Ilustra cómo se manifiesta la cincuentena en un grupo heterogéneo de coetáneas.

El aporte siguiente es un trabajo conjunto de Amelia F. y Ana María S.

"La reunión de egresadas de la Escuela Normal se realizó, como de costumbre, el primer viernes de noviembre, en la misma confitería en la que festejamos todos los años.

¡Cumplíamos treinta y cinco años! Y las organizadoras (por suerte siempre hay alguna) se esmeraron más que nunca en reclutar eslabones perdidos y asistentes remisas.

A las cinco en punto comenzaron a llegar nuestras queridas compañeras del secundario: se produjo allí un inevitable cotorreo de conversaciones cruzadas, con las identificaciones y las sorpresas habituales. El enloquecido preguntar, contestar, comentar y recordar comenzó a crecer anárquicamente, provocando un movimiento telúrico de casi punto 8 en la escala de Richter que amenazaba con volcar las tazas de té sobre los tostados de jamón y queso. En ese momento alguien decidió organizar la reunión, solicitando a las participantes que, de a una y por orden, fueran contando lo sucedido desde la última vez que nos habíamos visto.

Así fue como Clara tomó la palabra.

Relató que al terminar el secundario, tras algunos años

de noviazgo, se casó con su actual marido. Se dedicó a su casa y a sus hijos, y ahora, al estar éstos crecidos (los chicos) y ella con mucho tiempo libre, comenzó a seguir cursos de cocina, tema que siempre le había gustado y que le ayudó a tener contenta a su familia. Además, agregó, le daba un pretexto para salir de su casa y —por qué no— para tirarse alguna canita al aire, sin que su agresivo y celoso marido sospechara.

Se anotó en cuanto curso de cocina encontró, a tal punto que, deformada profesionalmente, su conversación sólo giraba sobre temas gastronómicos. Traía un ojo amoratado y lo que sigue es su relato:

'El *grasa* de mi marido me pegó un *bife*; hay que ser *gallina* para pegarle a una mujer. Pero la verdad es que me pescó con las manos en la *masa, afilando* con el *churro* que vive en la otra *manzana*. Ahí fue cuando me dio un *ñoqui*, con tanta *polenta* que me dejó un ojo en *compota*.

Estoy segura de que fue *Pancho*, el *alcaucil* del portero, el que se lo *batió*. Está *caliente* porque con él no pasa *naranja*. Y bueno, se me armó la *rosca* —mi marido se levantó con toda la *mostaza*, como *leche hervida*.

Como el *horno* no estaba para *bollos*, yo —¿qué podía hacer?— me quedé en el *molde*, porque él es quien para la *olla*. Así que, *musarela*, porque si no, no me pasa un *mango*. Y aunque me daba en el *hígado*, hice de *tripas corazón* y traté de ablandarlo. Le hice *pucheros*, coqueteé moviendo la *colita* y mostrando la *pechuga*. Y aunque es un *hueso* duro de roer, se me *derritió* como *manteca*. Me dijo que yo era su *pollito* y yo le dije que era mi *dulce de leche*. Más tarde, para festejar la reconciliación, fuimos a bailar *salsa* y *merengue*.

Pero yo sé que él se quedó con la *espina*, que no se *tragó* el *bocado* y, como es buena *mandarina,* me va a hacer pagar la *factura*. Igual, yo al *budín* de la *manzana* de al lado no le voy a hacer la *pera*. Porque, con ese *lomo tostado*, esa piel de *aceituna*, esos ojos de *almendra*, ese pelo color *miel*... ¡No me lo puedo sacar del *mate*!'

Al escucharla todas pensamos que evidentemente Clara había encontrado su vocación e inspiración en el arte culinario y que la gastronomía era su *plato fuerte*.

Terminados los saludos y besos, la admiración y sorpresa que se repetían ante cada aparición de una nueva convocada, Nené, a quien solíamos llamar "la mentira", porque tenía patas cortas, tomó la palabra y nos contó que ya iba por su cuarto marido.

Marisa, nuestra soltera asumida y liberada (compadecida por algunas y envidiada por otras), codeó a Liliana y comentó: '¡Patas cortas pero de trote largo!'

María Rosa devolvió el codazo y preguntó: '¿Cómo hace para encontrar tantos tipos, los conseguirá en *leasing*? 'Acababa de separarse y aún sangraba por la herida. Con tristeza filosofó: 'Los maridos, como las heladeras, antes duraban más.'

Gabriela, que lucía espléndida y radiante, comentó que estaba pasando por el mejor momento de su vida. Unos meses antes se había sacado de encima a su insoportable media naranja y, asesorada por su brillante abogado, había logrado quedarse en el reparto de los gananciales con algunos gajos más de los que le correspondían.

Al promediar la reunión, en el reservado en el que nos habían aislado los dueños de la confitería —quizá para no ahuyentar al resto de la clientela— irrumpió un ser desconocido, que saludó de frente y cariñosamente a cada una de las presentes. Las que veíamos mejor, no pudimos identificarla. Las que no veían, pero que no estaban dispuestas a sacar sus anteojos ni admitir su necesidad de usarlos, saludaban y retribuían elogios y sonrisas. ¡Parecía una versión moderna de 'El traje del emperador', en la que nosotras actuábamos como la gente del pueblo que no se atrevía a decir 'el emperador está desnudo'!

Nadie pudo adivinar quién se escondía detrás de las siliconas, la piel tensa y la nariz esculpida. Nadie reconoció la sonrisa de porcelana que pulposos labios mulatones dejaban ver. Grandes aros tapaban los estirados lóbulos y

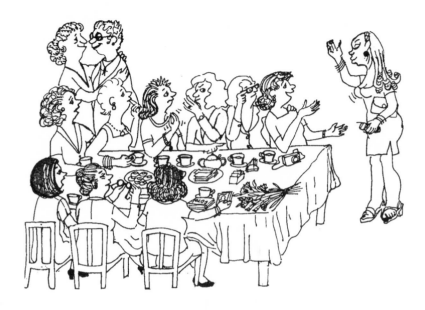

mechones cuidadosamente trabajados por el estilista ocultaban los vestigios de costuras.

¿Quién sería?, nos preguntamos pasando lista mentalmente y sin encontrar respuesta. Ella permaneció un rato mirando con asombro, sonriendo con amabilidad y haciendo los únicos mohínes que las sucesivas cirugías le permitían. A los quince minutos se disculpó, saludó a todas y se fue apurada, quizá temerosa de que el auto se convirtiera en zapallo. Con menos suerte que en el tango, ni siquiera por la voz la reconocimos.

Al rato, Marita, gozando por anticipado la primicia que traía, sacó de su cartera un recorte del diario *La Razón* del 14/8/98 que traía cuidadosamente doblado. Indignada leyó:

'Un joven de veintiséis años abusó sexualmente de cuarenta mujeres mayores de cuarenta y cinco años. Chicas —agregó—, esto debería despertarnos ciertas reflexiones. Un vecino dice que lo iban a matar, ¡el cronista dice que «ultrajó» a una «anciana» de sesenta! ¿Qué pasa, chicas? —preguntó. Si todas esas mujeres cayeron en la trampa fue porque respondieron a sus invitaciones cuando las buscaban. Y si una señora de sesenta se siente atraída por un muchacho de veintiséis, ¿merece ser llamada anciana? ¿Dirían lo mismo de un caballero de la misma edad que saliera con una jovencita de veintiséis? ¿Dirían que se dejó ultrajar? Chicas, algo anda muy mal. ¿O se trata del eterno doble juego de valores? Pensándolo bien, tal vez deberíamos festejar a este muchacho que, en contra de la norma, se fijaba en las mujeres de más de cuarenta y cinco, la franja menos mirada del sexo femenino. ¿No les parece?'

Todas estuvimos de acuerdo. Incluso Gabriela que, poco disimuladamente, intentó averiguar en qué barrio vivía ese encantador muchacho.

Mientras nos reponíamos de la agitación desatada por la polémica y el mozo retiraba los restos del ágape para servir la infaltable copa de champagne, sin que supiéramos ni cómo ni cuándo la mesa se vio cubierta de fotografías de una beba. No podíamos creer lo que veían nuestros ojos: Mechi, la que en reuniones anteriores no toleraba que otras mostraran más de dos fotos de los nietos, había desplegado más de cien instantáneas y se dedicaba a contar las maravillas y precocidades de su nieta que, por supuesto, no podía compararse con ninguna otra de la ciudad, del país, del mundo.

Teresa, poniéndose la mano sobre la boca y hablándole sigilosamente a María Inés le comentó:

'¡No sabés lo que me pasó cuando estaba por cruzar la calle al venir para acá! Una vieja apurada me llevó por delante y casi me hace tirar los claveles que traje para repartir entre las chicas. Me dio tanta bronca que le grité «¡Vieja imbécil, por qué no mirás por dónde caminás!» La vieja ni se dio por enterada. Yo me demoré un poco, comprando el rollo para la máquina de fotos y cuando entro aquí me veo a la vieja besuqueándose con las que ya habían llegado. ¡Era Juanita! ¿Vos la reconociste? Hacía más de diez años que no venía a las reuniones... ¡Cómo cambió! No puedo creer que Juanita, esa vieja, sea mi compañera, mi par. ¡Ella y yo, fabricadas el mismo año, las que vestimos el mismo delantal tableado, estudiamos de los mismos resúmenes Lerú, nos copiamos de los mismos machetes, usamos el mismo modelo de pollera pantalón para hacer gimnasia, cantamos con unción Febuasomayasusrayosiluminan... ¡Jurame que a mí no se me notan tanto los años!'

María Inés se lo juró pero a ella también le entró la duda y se deprimió tanto que se escondió en el toilette para no salir en las fotos que tomamos como broche final de nuestra reunión con las compañeras de colegio."

NO SOS LA ÚNICA: LAS FAMOSAS TAMBIÉN CUMPLIERON CINCUENTA

Entre las historias que acompañaron nuestra infancia (una mayoría de ellas escrita aparentemente por sádicos), *Blancanieves y los siete enanitos* ha dejado una huella imborrable. Imposible olvidar cuando la reina malvada se miraba al espejo para preguntarle: "Espejito, espejito, dime tú quién es la más bella". De tanto leerlo llegamos a creer que hay que verse siempre linda frente a un espejo. Porque en los cuentos las reinas, las princesas y los príncipes siempre son hermosos.

Pero, ¿se te ocurrió pensar qué hubiera pasado en una realidad más cercana a la vida y más alejada de la fantasía? Los grandes personajes de la literatura también deben haber tenido días malos como nosotras. Lo que pasa es que nadie se los imagina con cincuenta años. Baste recordar que Sissi, compenetrada con su rol de princesa, no se dejó retratar después de los cuarenta años.

Imaginemos a las famosas transitando la quinta década.

LA CENICIENTA

Igual que sus hermanastras, no se hubiera podido calzar el zapatito de cristal. Los esfuerzos del príncipe hubieran resultado inútiles por el maldito juanete.

LA GIOCONDA

Seguiría sin sonreír hasta que le terminaran las prótesis y pudiera agregarse colágeno en los labios. Con el nuevo look haría capote en los castings de los estudios de otros pintores famosos.

LA VICTORIA DE SAMOTRACIA

Suponemos que hubiera perdido la cabeza en un lifting y una lipoaspiración de papada demasiado severos.

LA ESTATUA DE LA LIBERTAD

Al ver cómo colgaban las carnes flojas de su brazo levantado hubiera optado por cambiar la forma de sostener la antorcha.

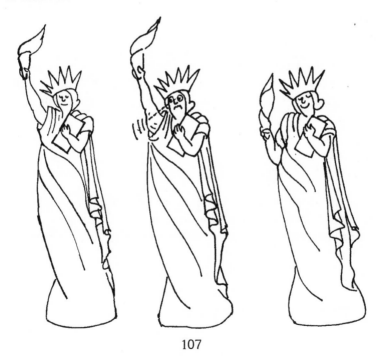

LA BELLA DURMIENTE

La verdad es que nunca hubiera dormido cien años sin Lexotanil. Y el príncipe no hubiera logrado darle un beso para romper el hechizo y despertarla: las cremas nutritivas y humectantes lo hubieran hecho resbalar en cada intento.

CAPERUCITA ROJA

Al verla (no demasiado nítidamente debido a su presbicia) el lobo se aproximaría hambriento. Relamiéndose, estiraría sus ávidas zarpas y la agarraría del brazo. Al sentirlo fláccido pensaría: "Poco ejercicio". Comprobaría lo abultado de sus caderas, la gordura de su trasero, la celulitis de sus piernas y la adiposidad de sus rollitos y pensaría: "Mucha grasa". Finalmente se alejaría desganado ya que por consejo médico debía cuidar su colesterol.

JULIETA

Hubiera tenido que ayudar a Romeo a pasar su voluminosa panza por encima de la baranda del balcón, lo que seguramente le hubiera quitado todo el romanticismo a la escena.

MARIQUITA SÁNCHEZ DE THOMPSON

Para festejar sus cincuenta entonaría por primera vez el Himno de la Cincuentona en una reunión de solas y solos organizada en el "Crazy Soap Coffee Shop" (ex Jabonería de Vieytes).

GEORGE SAND

Dejaría de usar sus lánguidas ropas masculinas con las que cautivaba a Chopin entre románticos preludios. Cambiaría el look para coparse con los recitales del sexy Sandro[22].

LADY GODIVA

No hubiera tenido bastante pelo para cubrir su ensanchada anatomía.

---

[22] Cantante argentino que enloquece a las mujeres maduras.

Capítulo 5

TÉCNICAS DE SUPERVIVENCIA. LOS CINCUENTA POR TU CUENTA

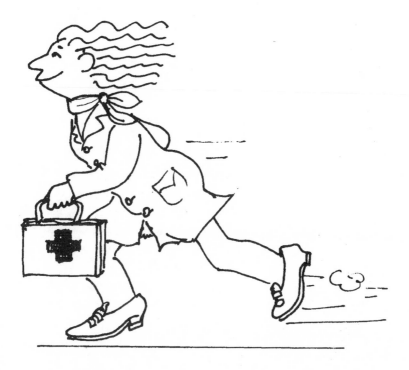

NO DEJES QUE TE SORPRENDAN.
VACÚNATE CONTRA LA DPC (DEPRESIÓN
POST CINCUENTA)

Plan preventivo y terapéutico recomendado por la OMS (Organización de Mujeres Superadas)

Así como la varicela, el sarampión y las paperas son enfermedades de la niñez, el síndrome de la Depresión Post Cincuenta (DPC) sobreviene en la segunda mitad de la vida. Su evolución, duración y secuelas dependerán de tu estado inmunológico y del grado de información que poseas. A continuación se indican algunas pautas para contrarrestar el mal:

I. Prevención

a) Estar siempre ocupada y con proyectos. La clave está en "tener algo que hacer, algo que querer y algo que esperar".
b) No olvides realizar tu PAP (Prevenir Angustia Post Cumpleaños) anualmente. No hay mejor prevención que ubicarse y asumirse.

II. Ataque o aura

De pronto te ves reflejada en un espejo o vidriera sin habértelo propuesto, sin haber tomado la precaución de meter la panza, enderezar la espalda, ahuecar las mejillas, sonreír y levantar la cabeza para estirar la papada incipiente... y allí sobreviene el desastre ya que te ves como te ven cuando no sabés que te miran. Ése es el período más crítico.
Otro momento delicado es el de llenar por primera vez un formulario en el que piden tu edad y tenés que escribir: ¡cincuenta!

III. Manifestaciones o síntomas

- Aumento de la depresión.
- Descenso de la autoestima.
- Deséos de emigrar a Irán, donde las mujeres sólo muestran los ojos y con un par de anteojos oscuros se soluciona todo.

IV. Tratamiento

Sincerarse con amigas, grupos de autoayuda y psicoterapia son indicados. Si el problema sigue rebelde y difícil de erradicar se puede recurrir a la cirugía, la lipoaspiración, el botox, los hilos de oro, las prótesis o las siliconas. Esto no solucionará el conflicto pero te mantendrá ocupada.

V. Convalecencia

- La cincuentena no requiere cuarentena.
- La convalecencia es ambulatoria.
- La DPC no requiere aislamiento y no demanda reposo.
- Tampoco suele ser contagiosa.
- No se han observado casos en los que el mal dure más de diez años ya que el cuadro finaliza al cumplir la paciente sesenta años, momento en el que es indefectiblemente dada de alta. Entonces pueden sobrevenir otros síntomas... pero ésa es otra historia.

¿NO SERÁ HORA DE HACERSE UN SERVICE?
ASOCIATE AL ACA (ASOCIACIÓN CINCUENTONAS ASUMIDAS)

Tu prepaga, a través del ACA, te brinda la posibilidad de un control anual gratuito, para que te manejes mejor en la ruta.

En el ACA encontrarás service para chapa y pintura a cargo de prestigiosos profesionales: psicólogos, médicos, dermatólogos, cirujanos plásticos, *personal trainers*, estilistas, expertos en cortes y tinturas, manicuras, podólogos y masajistas.

- Con aparatos de última generación revisarán tus *gomas* y las calibrarán, de hallarse bajas o desinfladas.
- Asegurarán tu *paragolpes trasero* si se encuentra caído.
- Regularán tus amortiguadores para que se muevan adecuadamente en la marcha y logren un andar suave, insinuante y balanceado.

Mi marido de día está re-acelerado y de noche le falta potencia. No sé si hacer una terapia de pareja o pedir auxilio mecánico.

- Verificarán tu velocímetro para detectar si estás acelerada, lenta o fuera de punto.
- Ajustarán tus frenos para que los utilices en el momento necesario.
- Controlarán tu caja de cambios y la dirección para que logres modificar la marcha cuando ésta no te satisfaga.
- Observarán el sistema de ventilación para evitar que te recalientes o te sientas ahogada.

El ACA dispone de una escuela de "conducción por la vida" que incluye un curso teórico-práctico para que detectes e interpretes las señales que se te presenten en la ruta:

115

-Para que circules con precaución en pistas resbaladizas.
-Para que no te atemorices ante rutas empinadas.
-Para que aprendas a frenar y te detengas a meditar antes de actuar cuando veas luces rojas.
-Para que avances con seguridad y desinhibición ante las luces verdes.
-Para que no te estaciones en zonas de resignación o estancamiento, ni conduzcas por curvas peligrosas o caminos sin salida.
-Para que nunca te quedes en doble fila y sepas buscar y encontrar el lugar que te corresponde en la vida.
Consultá en la agencia ACA más cercana a tu domicilio. Asociate.
No cobramos matrícula ni cuotas menstruales.

SECRETOS Y MENTIRAS. NO TE DESCHAVES

Te teñís, usás corpiños mágicos, panties reductoras y pañuelitos en el cuello. Pero atención: de nada valen tus esfuerzos para abrazarte a la juventud si descuidás un detalle que delata tu fecha de elaboración. Jamás admitas haber conocido:
La Bidú
La letra P que indicaba la parada del tranvía
El pomo con perfume
Los disfraces de "Casa Lamota"
Los sabañones
Los bombachones para hacer gimnasia
Las mañanitas tejidas
El cuellito de piqué para usar debajo del guardapolvo
El alcanfor, las ventosas, el aceite de ricino
El sen-sen
El lápiz labial Tangee
Haber ido al pedicuro, no al podólogo
Haber preguntado: ¿Estás avivada?
Haber exclamado: ¿Estás lonyi?

BOTIQUÍN DE EMERGENCIA PARA CINCUENTONAS

Para posibles emergencias generacionales es muy importante tener a mano un botiquín bien surtido. Se lo puede guardar en la mesa de luz, en la cartera o en el baúl del auto junto con el paraguas desteñido, el chalequito de "por si acaso" y los mocasines de repuesto.

EQUIPO BÁSICO DE SUPERVIVENCIA

*   Algún ex novio que te lleve a pasear de vez en cuando.
*   Un amigo de los de fierro para las emergencias.
*   Una amiga del alma que escuche tus confidencias y te rete cuando sea necesario.
*   Alguna prenda de esas que se aman por viejas y gastadas.
*   Algún vestido que te haga sentir una reina en diez minutos.
*   Un grupo de amigas y amigos divertidos.
*   Diez buenos argumentos para cuando tengas que decir que no.
*   Una mirada clara que diga sí cuando es sí y no cuando es no.
*   La capacidad de parar y estar sola cuando tengas que encontrarte a vos misma.
*   La posibilidad de pedir ayuda cuando la precises.
*   Bastante dinero propio para sentirte independiente.
*   Una agenda con los cumpleaños de la gente que querés.

117

Como la primera impresión es muy importante, empleá los términos correspondientes a la época que estás viviendo. No digas nada sin usar las siguientes expresiones: Transar, copar, boluda, ¿cuál es?, estar producida, chabón, *fashion*, chapita, me copa, me cabe, aguantar un toque y "re" como prefijo obligado.

Para facilitarte la comunicación con generaciones más jóvenes te damos unos ejemplos:

"Cuando quise transar con Carlos, que me re-copa, me re-enojó ver que la boluda de Marita, que no es nada *fashion*, quiso meterse en el medio. Yo que soy re-piola pensé ¿cuál es?, que haga lo que quiera, yo sé que soy re-linda cuando estoy producida y que me va a elegir a mí."

"Chabón, aguantame un toque que te digo la posta. No me cabe que no te pongas las pilas, estás re-chapita. Pará loco, o te surto una piña."

UNA VEZ PRACTICADO TODO LO ANTERIOR, ¿IGUAL SENTÍS QUE NECESITÁS UN GRUPO DE APOYO?

Curiosamente, existen ayudas de todo tipo como el Dieta Club, cursos para dejar de fumar, beber o jugar pero, en un tema tan trascendental como la cincuentena, aún no ha surgido nada. Un grupo de apoyo te haría sentir contenida durante esta etapa. Visto que no existe, intentaremos suplirlo con una serie de utilísimos consejos de autoayuda, totalmente vigentes en la era de Acuario. De esta manera podrás recorrer los cincuenta por tu cuenta.

- Parate delante del espejo y repetí veinte veces no importa, no importa, todavía soy joven y linda.
- Si tenés los pelos en estado de total rebelión interior, no te preocupes, ya volverán a los mandos naturales después del *brushing*.

118

- Si te ves en el espejo en bombacha y corpiño y te parece que sos víctima de un ataque mortal de gordura, recordá que los "no importa, un poquito más, dame otro pedacito, chiquito, eh", de los últimos seis meses están allí. Y que cerrando la boca en los próximos días podés mejorar la situación. Si tenés suerte, uno de estos días se pone de moda la dieta del huevo frito con panceta.

- Decidí cortar por lo sano: salí a caminar, hacé flexiones y abdominales. (Y no vuelvas después de las primeras tres cuadras, seguí aunque te duela todo y te parezca que estás agotada para siempre).

- Convencete de que si no hacés los ejercicios de noche porque los vas a hacer de mañana, y a la mañana te acordás de los ejercicios cuando estás en la puerta con la cartera y las llaves en la mano es poco probable que un día te despiertes con el cuerpo de Jane Fonda.

- No te enojes con el "maldito arquitecto al que se le ocurrió revestir el banco de la esquina con espejos". Él no tiene la culpa.

- Practicá técnicas de pensamiento positivo y visualización y repetí: "El día es hermoso, el sol brilla, yo también". Sentí cómo te llenás de luz por las arrugas del ceño y las patas de gallo.

- Acordate de lo que fue pasar por los cincuenta años de tu marido. Por lo menos vos no te vas a quedar calva y si hacés suficientes abdominales tu perfil va a ser mejor que el suyo.

Capítulo 6

CINCUENTONAS DEL FINAL DEL MILENIO

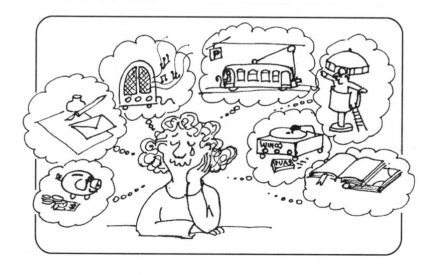

CERCA DEL 2000

Quien no fue mujer
ni trabajador
piensa que el de ayer
fue un tiempo mejor.
MARÍA ELENA WALSH[23]

No podemos obviar, en un tratado de esta importancia, lo que significa ser cincuentona en el final del segundo milenio. Somos sobrevivientes, como decía una carta que nos llegó a todas hace unos años. Nacimos antes de la televisión (leíamos), las tarjetas de crédito (sabíamos manejar la plata y ahorrar), el fax (disfrutábamos de la llegada del cartero). También usábamos anteojos en vez de lentes de contacto, portaligas en lugar de panties y lavábamos los platos con jabón porque no teníamos detergente.

Finalmente, acá estamos, rodeadas de innovaciones y añorando el barrio, la amistad con los vecinos y los tranvías. Salimos de la modernidad para llegar a esta posmodernidad que no entendemos bien del todo. Aprendimos que todo tiene que ser *light* para pesar en la opinión y que más que informadas estamos sobreinformadas de muchos datos que no sirven para nada. Nos dimos cuenta de que la vida se escribe sólo en borrador. Ahora aprendimos que también se la puede someter a *zapping*.

Descendemos de madres acostumbradas a aguantar opresión y mandatos, que vivieron convencidas de que el rol de los hombres era protegerlas y mantenerlas. Tranquilas con sus destinos, sujetas a pocos cuestionamientos y propensas, como dice Gabriela Acher, a darles a sus hijos "más vistos malos que buenos"[24]. Cuando todo cambió, las estructuras dejaron de sostenernos y sin saber bien cómo pasamos a ser

---

[23] *Orquesta de Señoritas, Las canciones*, María Elena Walsh, Seix Barral, Buenos Aires, 1996.
[24] Actriz y autora de *La guerra de los sexos está por acabar... con todos*, Sudamericana, Buenos Aires, 1998.

el jamón del sándwich generacional entre esas madres resignadas y mandonas y nuestras hijas contestatarias.

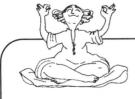

Texto para meditar y visualizar

DIFERENCIAS ENTRE NOSOTRAS Y NUESTRAS MADRES

Nuestras madres podían...

- No sentirse culpables si no querían estudiar o seguir una carrera.
- Hacer lo mismo que habían hecho sus madres y sentir que eso servía.
- Ser bastante más voluminosas (o gordas, bah) que nosotras.
- No competir con sus hijas por la realización personal.
- Envejecer tranquilas, sin pretender ser eternamente jóvenes y a cualquier precio.
- Tener madres, abuelas, tías solteras que las ayudaran con la casa, con el marido y con los hijos (porque ellas, a su vez, no soñaban con estudiar y tener una carrera).
- Tener ayuda paga accesible y básicamente confiable (porque sus empleadas no estaban haciendo el bachillerato nocturno o cursos de peluquería y, además, no podían distraerse mirando TV).
- Pasar el verano relajadas jugando a la canasta o haciendo dulces en vez de ponerse cianóticas tratando de entrar la barriga, una temporada más, dentro del traje de baño de dos piezas.
- Tener maridos que exigían poco, siempre que ellas se ocuparan eficientemente de la casa y de los chicos. Aunque más no fuera para poder tener otra vida más animada en otra casa.

A esta generación le tocaron los últimos especímenes de machos fuertes. Los que no debían aflojar o llorar, los que tenían que ocuparse de la subsistencia económica pero no de la afectiva. Los que contaron los años de matrimonio dobles, como si se tratara de un trabajo insalubre y que fueron formados para reemplazar a una de cincuenta por dos de veinticinco, aunque no tuvieran ganas. Los que volvieron locas a sus mujeres con mensajes contradictorios diciéndoles: "¿Cómo vas a salir con eso?" ante una blusa escotada de encaje transparente para luego quedar bizcos y babosos frente a muchas otras mujeres con blusas de encaje escotadas y transparentes.

A esta generación le correspondieron hombres que llegaron tarde a muchas cosas que sus congéneres quince o veinte años más jóvenes disfrutan sin complejos: la paternidad, el manejo de la casa y la cocina, las cuentas compartidas. Mujeres que aprendieron a arreglar canillas y veladores vivieron al lado de hombres incapaces de encontrar un vaso o sus propias medias. Hombres que a menudo perdieron los mejores momentos de sus hijos, porque creyeron que criarlos era cosa de la madre y que con trabajar de sol a sol para pagar las cuentas bastaba, apenas comienzan a descubrir lo que no se permitieron, lo que se perdieron.

Sólo nos queda felicitarnos, chicas. Por suerte, sin ser de plástico indestructible, logramos transitar por nuestras vidas sin estallar varias veces en pedazos por la suma de exigencias y por el tironeo de las demandas de varios mundos difíciles de conciliar.

PERO ESTA ETAPA Y ESTA ÉPOCA TIENEN SUS BENEFICIOS

- Te podés poner pantalones claros cualquier día del mes, vestidos blancos también.
- No quedás embarazada por bien que lo pases.
- Las revistas femeninas te empujan a disfrutar del sexo, sin que importe tu edad o estado civil.

- No tenés que decidir tener o educar hijos, podés malcriar nietos.
- Podés disfrutar más que nunca con tu grupo de amigas.
- Podés decir "no quiero" cuando no querés (aunque sea al peluquero para que no te corte demasiado).
- Podés hablar por vos misma sin que nadie te apunte o critique. Para esto ya sos considerada suficientemente madura (que no es lo mismo que vieja).
- Ya sabés lo que querés ser cuando seas grande.
- Podés pensar en otras actividades para cuando te jubiles.
- Tenés por delante un montón de años toditos para vos, para hacer lo que quieras (no se aceptan excusas).
- La soledad puede asustarte, pero ya no te da pánico.
- El Viagra y otros productos se erigen, literalmente, como alivio o solución de situaciones molestas.
- Podés tener amigos y hasta encontrar novio por Internet.
- Si te gusta ser mala, podés. Ya sabés que vas a llegar a todas partes.

NADA SE PIERDE, TODO SE TRANSFORMA

Un aporte positivo de Nélida H.

"Haciendo un balance veo que cada año me transformo, con un kilo más de peso, con un centímetro menos de altura. Un rollito que aparece, una muela que se va, a más canas menos pelo, si olvido algunas palabras compenso porque repito, piel de durazno por piel de naranja, contracturas y tensiones se equilibran con flaccidez y blanduras. Nada se pierde, amiga, todo se transforma.
La naturaleza es mujer. Por eso es tan sabia."

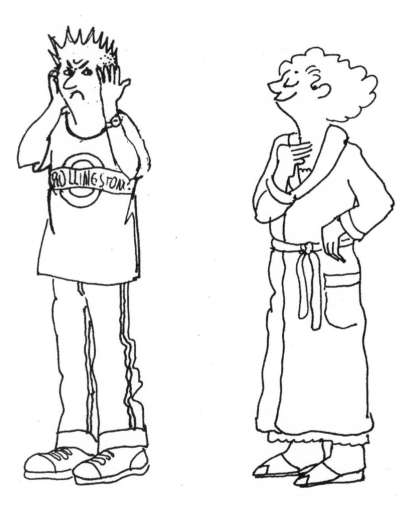

No es que repito y repito lo que digo. Yo me cito a mí misma.

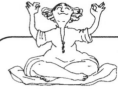

Texto para meditar y visualizar

"Si esperás el mañana, el mañana llega. Si no esperás el mañana, el mañana llega", dice un proverbio senegalés.

Ahora es el momento de cumplir con todo lo que tenías guardado en una carpeta que dice "**SUEÑOS**" y de cerrar la carpeta "**MANDATOS**". Para escucharte a vos misma, para hacer lo que realmente te da la gana, para embellecer tu "lado interior". Bienvenida al tercer milenio, hermana.

Nota: Si todavía no sabés qué hacer, esperá hasta que lo sepas por vos misma. No dejes que te vuelvan a decir lo que tenés que hacer.

TEST FINAL

Sus resultados se toman como prueba de aprovechamiento de este manual. Nos vemos obligadas a aclarar que este test todavía se halla sujeto a la aprobación de las organizaciones científicas correspondientes.

Si más allá de las ondas, los ciclos y las modas,
- cada día que pasa te acordás más de tu infancia
- te gusta encontrarte con compañeras de colegio para reírte como loca
- te volviste más tolerante con los problemas de los demás
- estás más impaciente con quienes te hacen perder tiempo
- no te hacés más dramas por pavadas cotidianas y rechazás la preocupación indefinida
- disfrutás a fondo de todos los buenos momentos
- tenés claro que no hay que dejar oxidar los sueños
- creés que cuando una oportunidad se acerca a tu puerta tenés que invitarla a pasar
- tenés claro aquello de que "si a los cincuenta no te duele algo es porque estás muerta"
- aprendiste que cuando estás muy bien tu cara tiene que mostrarlo
- entendiste que tu pelo va a seguir siendo lacio o enrulado para siempre
- intuís que para ser feliz hay que ayudar a los demás
- estás dispuesta a vivir tu vida de acuerdo con el principio del placer
- sabés que si te hacés cargo de tu vida no vas a tener a quién echarle la culpa
- ya no buscás al Príncipe Azul ni a un dios porque sabés que lo real está más cerca de un semidiós con su buena parte de burgués mortal

129

- ya no creés que cuando te pongas de novia/juntes/cases él va a cambiar
- ya no creés que cuando te pongas de novia/juntes/cases los defectos de él te van a gustar
- descubrís la veta egoísta, malcriada o narcisista de una persona en cuanto dice sus primeras tres palabras
- asumiste que no podés pasar el resto de tu vida preocupada por lo que les pueda pasar a tus hijos
- no desestimás tu intuición en los momentos decisivos
- te rodeás de gente que te gusta y te alejás de quienes tiran mala onda
- creés que es importante ser agradecida
- te animás a hacer cosas locas con entusiasmo
- sabés que "ser feliz es una manera de ser sabia", como dijo Colette
- entendés que "no hay ningún viento favorable para quien no sabe a qué puerto se dirige", como dijo Schopenhauer
- creés que "no sos responsable del sentido o de la falta de sentido de la vida, pero que sí sos responsable de lo que hagas con tu propia y única vida", como dijo Hermann Hesse
- te diste cuenta de que "perder el tiempo es lastimar la eternidad", como dicen los orientales...

...sos cincuentona. Y ESTÁS SANA, MUY SANA, HERMANA.

Epílogo

Si algún beneficio puede llegar a tener el cambio de milenio es que favorece momentos de reflexión. Este libro está dedicado, con todo nuestro corazón, a las mujeres que entendieron cómo funcionan las cosas. Pero mucho más a las que no lo entendieron. A ellas esperamos que se les haya encendido una lucecita en algún lugar. A ellas queremos decirles, explícitamente, que traten de entender a los hombres que a menudo parecen muy fuertes y boicotean los proyectos de sus mujeres, por mucho que las quieran. Ellos también pertenecen a la generación del "Yo Tarzán, tú Jane" y fueron obligados desde siempre a dar la imagen de fuertes y a no ser superados, mientras nosotras éramos condicionadas para conciliar, ceder y servir. Para "levantarnos a buscar la sal, para dejarnos amedrentar y amenazar, para minimizar nuestros logros, para temblar con el fantasma de la soledad", en palabras de Clara Coria.[25] Entonces por temor, no por fortaleza, nos pusieron una pata en la cabeza. Y nos asustaron, y nos sembraron la inseguridad y nos bajaron la autoestima. Pero algunas nos dimos cuenta. Y posiblemente esas mismas, sin ser ni feministas ni nada, simplemente desde nuestras casas, nuestras cocinas, nuestros trabajos, sentimos que no es justa una sociedad en la que la mitad de la gente manda para que la otra mitad obedezca. Es hora de que una mitad, la de ellas, se dé cuenta ma-

---

[25] *Las negociaciones nuestras de cada día*, Clara Coria, Paidós, Buenos Aires, 1996.

sivamente, como la señora del cuento de la página 72, que la otra mitad, la de ellos, está tanto o más asustada. Disimulada, eso sí, dentro de esa incómoda coraza que forma parte de sus equipos de fábrica y que, además, no les permite llorar.

La mejor salida, como siempre, es el humor. Porque la frustración y la bronca enferman.

Mujeres de cincuenta, a vivir, a disfrutar, a reírnos.

Bibliografía

Si te interesa profundizar los temas tratados en este manual te sugerimos que consultes las mismas fuentes que respaldaron nuestro trabajo.

- La peluquería de la esquina.
- El vestuario del gimnasio.
- El té canasta anual del club.
- El cumpleaños de Sara.
- El aniversario de Alicia.
- El casamiento de la hija de Mónica.
- La sombrilla de la playa.
- Las vacaciones de invierno en Mendoza y Bariloche.
- La sala de espera de la Dra. Z.
- El partido de buraco en la playa.
- La caminata y el café de después en Palermo.
- La cola en el banco.
- La reunión anual de ex alumnas del secundario.

Álbum de recuerdos

de mis primeros 50 añitos

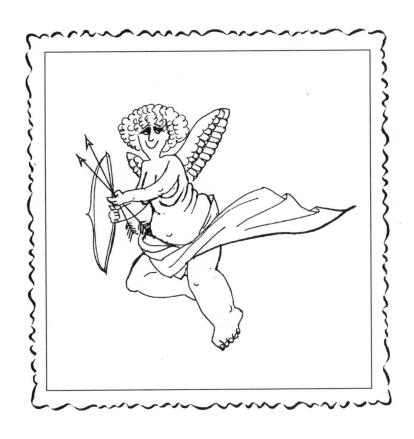

¡Distingo los números!   *Colecciono estampillas.*

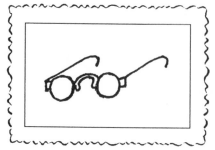

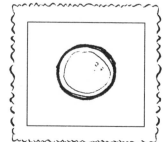

Mi primer par de anteojos.   *Mi primer parche de hormonas.*

Camino solita (y cómoda).

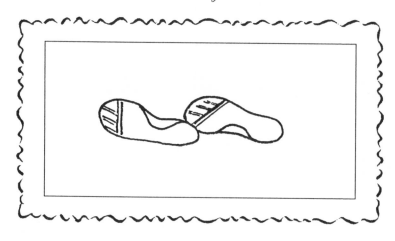

Mis primeras plantillas.

¡Ya puedo leer!

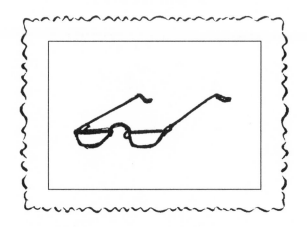

Mi primer par de anteojos de "de cerca".

Mi primer dije.

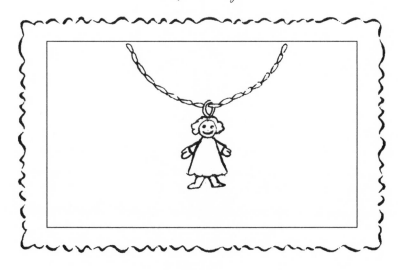

Tengo una nieta.

137

¡Ya sé pintar!

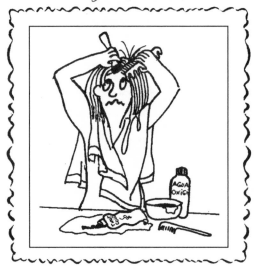

Me tiño las canas.

¡Voy a la playa!

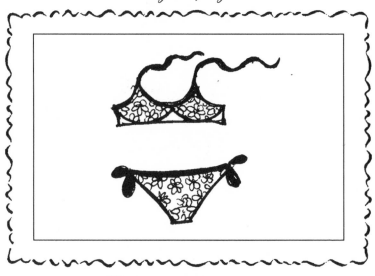

Mi último traje de baño de 2 piezas.

¡Ya dejé los pañales!

Última caja de apósitos.

Mi grupito.

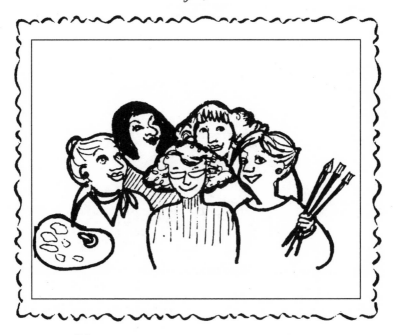

Mis compañeritas del curso de pintura sobre madera.

Me peso.

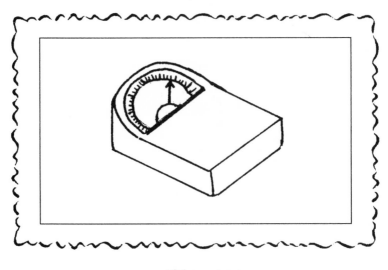

¡Subí un kilo!

Me mido la altura.

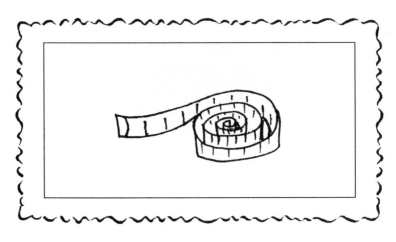

¡Bajé un centímetro!

ÍNDICE

Esta edición de 5.000 ejemplares
se terminó de imprimir en
Indugraf S. A.,
Sánchez de Loria 2251, Bs. As.,
en el mes de mayo de 2001.